天使住在心里，与性别无关

男护生成长日记

主编●吴 茵　孟红燕　李惠玲

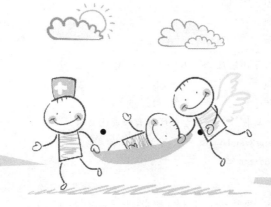

苏州大学出版社
Soochow University Press

图书在版编目(CIP)数据

天使住在心里,与性别无关:男护生成长日记 / 吴茵,孟红燕,李惠玲主编. —苏州:苏州大学出版社,2018.8

ISBN 978-7-5672-2561-9

Ⅰ.①天… Ⅱ.①吴…②孟…③李… Ⅲ.①护理学 Ⅳ.①R47

中国版本图书馆 CIP 数据核字(2018)第 177173 号

书　　名:	天使住在心里,与性别无关 ——男护生成长日记
主　　编:	吴　茵　孟红燕　李惠玲
策　　划:	刘　海
责任编辑:	刘　海
装帧设计:	刘　俊
出版发行:	苏州大学出版社(Soochow University Press)
出 品 人:	盛惠良
社　　址:	苏州市十梓街1号　邮编:215006
印　　刷:	苏州工业园区美柯乐制版印务有限责任公司
E-mail:	Liuwang@suda.edu.cn　QQ:64826224
邮购热线:	0512-67480030
销售热线:	0512-67481020
开　　本:	787 mm×960 mm　1/16　印张:10　字数:109 千
版　　次:	2018 年 8 月第 1 版
印　　次:	2018 年 8 月第 1 次印刷 ISBN 978-7-5672-2561-9
定　　价:	29.00 元

凡购本社图书发现印装错误,请与本社联系调换。服务热线:0512-67481020

本书编委会名单

主　审：沈志清　方慧麟
主　编：吴　茵　孟红燕　李惠玲
副主编：田　利　胡化刚　邬　青
　　　　王方星
编　委：陆　艳　李春会　赵雪萍
　　　　林　璐　施建亚　赵　鑫
　　　　马国臻　吴　文　徐　弛
　　　　赵春华　王　梓

谨以此书向苏州大学护理本科教育 20 周年献礼

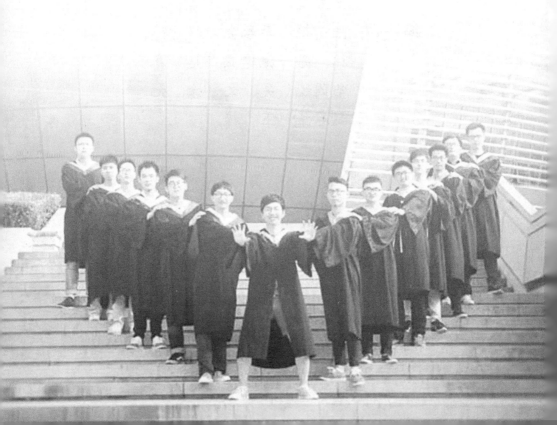

序

为了纪念学院本科护理教育20年，我们特意邀请部分本科在读以及正在临床工作岗位实习的男护生，用他们最为真挚的情感和最为真实的经历，来向大家介绍"男护"这个社会上比较少见的群体是怎样用理性和热情在理想与现实间奋斗的。有许多不同家庭背景的男大学生在机缘巧合下，因为这样一个特别的职业选择而走到一起，走向新的生活。

说到"男护"，可能许多人觉得很陌生，甚至从未耳闻过。但是他们确实真实地存在着，顶着这样一份"特别"而学习、工作、生活。通过分享他们的故事来了解他们也是本书出版的初衷之一。

这份工作最与众不同的地方是，"男护"们在最冲动、最懵懂的年纪，即使在现实中随波逐流，也比同龄人更能深刻体会到生命的意义。每个人都有忧伤与快乐、执着与彷徨，都有可能像落叶似的无所适从。也许他们曾埋怨命运，但命运有多少是自始至终都一帆风顺的？平平安安地过一生也是很好的，而能够在守护生命的旅程中奉献一生，这样的生命更加美好。

愿读者们看完"男护生"的日记，能有更多的好男儿加盟这支救死扶伤的队伍。

编　者

2018年7月2日

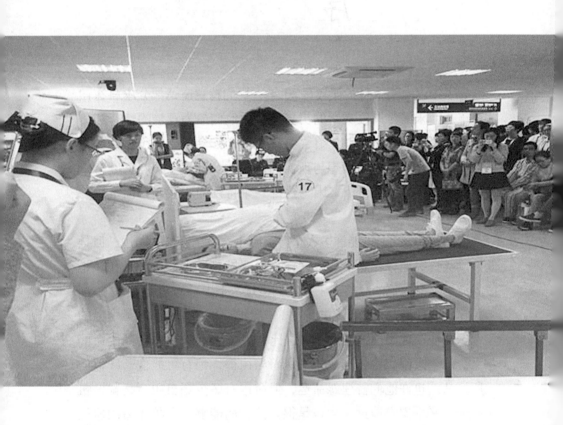

目　录

悦目篇（新生入学感悟集）

校园，难以言语的感受	/陈星佑	/3
"痛苦"的开始	/佚　名	/5
我对"男护"的看法	/马宏瑞	/7
对现实的妥协和接受	/顾庆一	/9
护理学院参观有感	/褚　洋	/11
我的入学感想	/张　然	/12
新学期的日记	/常嘉欣	/14
靠近你，温暖我	/梁均辉	/16
我对护理专业的想法	/小　常	/18
天使在心里	/小　然	/21

悦情篇（早期临床体验录）

我跟护理遥远的距离	/吴 文	/25
良好的开端	/佚 名	/28
我的第一次见习	/许 震	/30
临床见习——问诊	/杨 晨	/32
第一次问诊	/赵旻磊	/34
见习体悟	/陆文杰	/36
第一次临床体验	/杨 旅	/38
问诊体会	/缪振宇	/41
ICU 见习体会	/吴思桥	/43
见习体会	/薛 庆	/45
我的见习感受	/徐仁祥	/48
儿科见习体会	/杨乐津	/51
模拟手术室见习体会	/杨乐津	/53
忙碌的急诊室	/杨亚朋	/54
临床见习日记	/张 齐	/55
临床见习感想	/鲁义超	/58
我的见习感悟	/吴 彬	/59
临床见习感触	/谢鑫鑫	/61
儿科见习感触：书到用时方恨少	/卞立平	/62

内科见习感触	/卞立平/	64
临床见习	/贠 航/	65
临床见习体验：新生儿与老年护理的不同	/吴 俊/	67
实践出真知	/陈怡伦/	69
儿童医院见习感悟	/李 聪/	71
模拟手术室见习感悟	/佚 名/	72
用最好的时光去奋斗	/雷建熊/	73
一次有意义的见习	/葛 翔/	76
临床见习心得	/小 刚/	78
见习是一种磨炼和激励	/姚 禹/	81
ICU需要男护士	/小 刚/	83

悦志篇（临床实习立志说）

实习之路	/栾 诚/	87
初入实习的懵懂	/侯程钟/	90
纸上得来终觉浅，绝知此事要躬行	/曹志伟/	91
实习路漫漫	/何 奇/	93
我的实习生活	/季东磊/	95
因为有男护加入，护理才更有生机	/李广辉/	99
骨科实习体会	/刘 柯/	101
万事开头难	/马国臻/	103

我的决心	/戴志峰/ 105
手术室实习体会	/邵玉东/ 107
繁忙的急诊室	/佚 名/ 109
教与学	/栾 诚/ 111
三月回忆录	/潘 健/ 114
我的ICU实习生涯	/唐 空/ 117
向往之心	/徐远伟/ 119
刚实习时	/周 飞/ 121
憧憧之声	/周宁鹏/ 124
天使之美	/佚 名/ 126
实习碎碎念	/杨 民/ 128
实习着，快乐着	/郭 荣/ 130
我的实习体会	/俞栋梁/ 132
急诊实习见闻	/赵春华/ 134
我的实习之路	/周方琪/ 136
理想和现实的冲突	/范 轶/ 138
在儿童医院的实习生活	/周佳树/ 141
充实的实习生活	/安海军/ 142
我的未来不是梦	/徐 驰/ 143

悦目篇

(新生入学感悟集)

酷感白衣与温软江南，是一种奇妙反差。我们就是这样惴惴不安，暗怀憧憬，走上医护之路。以少年敏锐的观察力，熟读课本，勤执书卷，很快新奇询问就被烦琐的学习所代替。空空之心，只待充实；莺雏之声，只待唱响。我们是今朝的小男生，我们是明天的男护士，种种困惑与烦恼，不能阻碍我们像雨后杏枝初长，青碧生辉。

校园,难以言语的感受

陈星佑

天气应是渐凉了,第一次长期出门在外,倒也是记得添加衣物。然而,趋寒的外界剥夺的只是肌肤的丝丝暖意,心头的一股热忱却呈旺盛的势头,从微小的火苗不断蓬勃。

光阴荏苒,犹记得数月前得知被录入护理系时的那份心灰意冷。"男护士?"我自嘲,我不甘,这格格不入的名词将要冠于我头顶,而且有可能是这一辈子,刹那间我觉得曾经的对未来的梦想全然幻灭了,我已然记不清那数个日夜是如何度过的,我麻木了,内心的万般不甘吞噬了一点一滴的意志,我已然沉寂,了无想法,斗志好似那一叶折了帆的孤舟,随风逐浪,无日无夜地漂泊,过一日便是一日罢。

然而,"山重水复疑无路,柳暗花明又一村",今日的开学迎新典礼却似天降的莫名星火,点燃了死寂的心灰意冷,一撮细微的火苗迎来了久违的如火斗志。

独步于学院,少了些许人,却多了几分难得的宁静。院长的话语,一众老师的温文提点,"男护"这个名词不再只是一个单纯的职业,它开始变得神圣。我想,它不应为人曲解,它包含了太多难以言表的人性美,那是一种牺牲自我的人性美。

　　立于树畔,风过无痕,空留枯枝自坠,触底化泥反护树。内心不由得一阵释然,长吁出胸襟已久的郁结,几许清爽回荡。曾经迟钝沉重的步伐开始多了几分轻松快意,双目中隐蕴几点星芒。我想,那应该是发自内心的对"男护"认可的一份执着的象征吧。

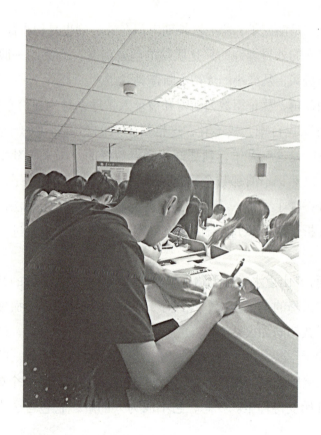

"痛苦"的开始

佚 名

在电视上看到这么一句话：2013年我们是过客，2014年我们是观众，2015年我们是演员。高考已经过去4个月了，回想那些年我们一起坐过的教室，一起嬉戏的操场，不禁生出一种感伤——匆匆那年。

高考前几个月，我们已经进入了备战状态，可能是出于对高考的恐惧，似乎每一个人都十分上心，都在很努力地学习、刷题，对比前两年的学习状态可以说是天壤之别。那段时间里，老师也不时地鼓励我们：熬过这一段时间，你们就解放了；进了大学，你们就轻松了。也许是太累了，听到了这话，我们不由得激动起来，学习的热情也更加高昂了起来。

那一天，高考结束了。接下来就是等待成绩和填选志愿。

那一天，看着录取结果，整个人都不好了：护理学——从小到大，都没有兴趣的事情。让我护理别人？我自己平时一贯懒惰，自己大大小小的事还都是父母在操心呢。那时，心里便有了一肚子委屈。父母曾经提议让我复读一年，可是，我实在没有勇气和信心再次经历高考，让高中三年的苦与痛再延续一年了。不是因为没有意志，而是不想再经历一次分别与痛苦，我最终选择了迎接新的开始。

来到大学的前两个星期是辛苦却难忘的，我们经历了整整15天的军训生活。在这段时间里，我们渐渐了解了苏州大学，也慢慢结识了许多其他专业的同学。我们一起流汗，一起训练，一起说笑……我们的生活因为有了他们而更加美好了。

这一天，我们来到了位于苏大本部的护理学院，一幢如天使般洁白的学院呈现在我们面前。在老师的带领下，我们经历了迎新晚会，我们慢慢了解了护理学院。但在我的心中，依然对学习护理毫无兴趣。也许这只是暂时的心理，我依旧抱着一年后以排名较前的成绩参与转专业考核的想法努力学习着。当然，也许这只是暂时的一种目标，我必须学好护理学，学好各门功课。我相信在以后我会渐渐接受护理，喜欢上护理。

无论成功与否，我都依然会学习着接受护理学，至少可以让自己有一技之长。

我对"男护"的看法

马宏瑞

最初,谈起"男护",人们总会说,中国缺少"男护",我们应该向国外学习,多些"男护"。每次听到这些我也会瞎起哄。但当得知自己被调剂到护理专业时,我内心却又十万个不愿意。

首先,在国人的眼里,护士是白衣天使,但在他们心中,护士还是为病人服务的护工。让一个男子汉去从事人们认为"女性化"的一种职业,总是叫人不能接受。所以"男护"总是处在舆论的风口浪尖。

现在,在国内,临床上也有不少"男护",虽然不少也被病人接受了,但很少有人乐意让自己的家人、亲戚成为一名"男护"。录取通知书下来的时候,我不太愿意去和亲戚说我被护理专业录取了,因为他们的第一句话总是:"你怎么想起来报这个专业?"

本来"男护"的出现是一个进步,"男护"可以提高护理的效率,而且能够考虑到对于男性病人的隐私保护本身也是一个进步,但我们的社会大众对于"男护"的接受程度还是很低的,在他们的心中,护士就是一个由女性从事的职业。虽然各大高校和卫校在"男护"的培养上做出了很大的努力,但最根本的还是要提高社会大众的接受程度,这才是我们目前要去切实努力的目标。

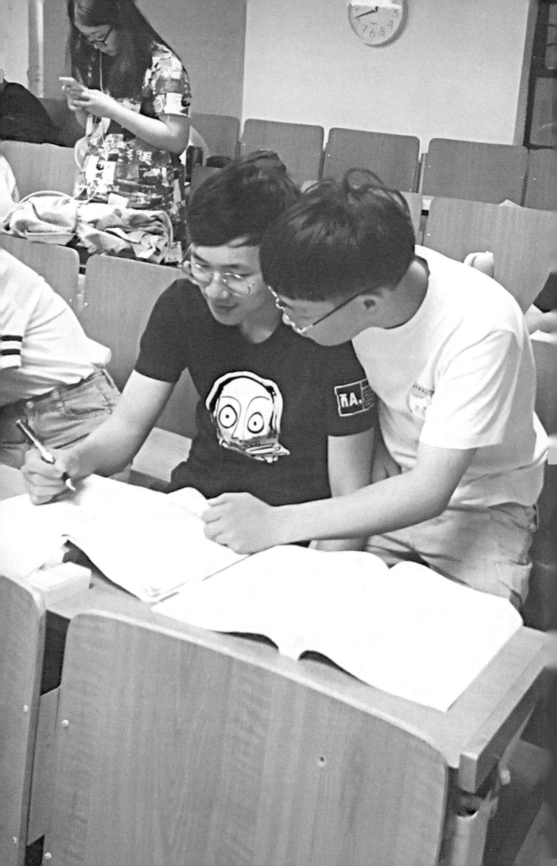

对现实的妥协和接受

顾庆一

学校组织我们参观了本部的护理学院，让我们深切地感受到了护理学史的深厚历史沉淀，而那些设施齐全、种类多样的实验室，又让我有一种新奇的未来感。

然而，纵使我对护理有了全新的认识，我的心底对这门学科仍有抵触，我无数次地尝试让自己接受"男护"这个身份，然而却不能。并不是对这个身份有偏见，医者，仁术也，博爱之心也，这是一份高尚的职业，我也是由衷地钦佩，只是，我的兴趣、我的梦想并非如此。

我一度纠结于梦想与现实，梦想缥缈不确定，而"男护"职业多少又更加稳定、可靠，这样就引发了我对未来的种种纠结，可以说，我的内心是十分矛盾的。

当然，一旦现实踏进了生活，就意味着我们不能再活在梦里，此时，我内心的天平更加倾向于"男护"，因为这意味着稳定的工作，稳定的生活。这就像以前的我，无比热爱篮球，每天早上 7 点到操场，午饭在外面吃一碗面条，晚上天黑了才回家，卧室里贴满了球星的海报。然而时光走了，球星也老了，当考虑到未来的现实时，真的一切都放下了，曾以为永远也不会放下的，都不知不觉地释然了。然而，每当听到篮球击地的声音，我都会猛然回头，一如初恋般地喊球星的名字。但我又想，我需要的不过是一个温馨的家，梦想再大我也不敢用未来作赌注。从某种意义上来讲，我并非一个勇敢的人。

　　这与职业无关，只与生活有关。

护理学院参观有感

褚 洋

开学伊始,我们这批新入学的学生在学院安排下参观了位于校本部的护理学院。我们听了院长、老师以及学生代表的发言,并参观了学院的内部设备、实验室等,收获颇丰,也算是对护理学院这个大家庭有了一个初步的了解。

令我感触较深的还是各位老师的讲话,大家的话语总体让人感到很温馨,就像一家人一样。院长的亲切威严,书记的睿智真情,专业老师的热情近人,班主任的认真勤勉……这些都让我们感到护理大家庭里都是有真情实感的人,生活在这里必然异常幸福。即使我这个打算抓住机会转专业的人也不禁发出了上述感叹。

学院党委书记说,他刚来到苏大就被这里美丽的景色所吸引,随后他便爱上了苏州这座城市,是苏州这座城市让他选择了留下来。我想我们也会像书记一样,慢慢地对苏州和苏大产生感情吧。

但愿如此。

我的入学感想

张　然

　　我想讲一讲自己内心的真实所想。我是怀着转专业的决心踏入苏大校门的，因为我感觉人们都觉得"男护"似乎是一个特殊的存在，他们的职业总是让人们感到奇怪而不是向往。但是说实话，我现在感到很惭愧，我不得不承认我最初的决心已经动摇，随着上课以来对护理这门专业的不断深入了解，堵在心里的那块坚硬的石头好像已经被各位老师的真心授课所软化，今天参观了校本部的护理学院，我对护理这门专业和对护士这一职业的认识更是改变了很多。

　　本部校区有着百年历史，塔影钟楼，古木荫翳，给人一种历史文化的厚重感。我们进入护理学院白色的哥特式建筑，在这里，老师们特意为我们这群新生举办了欢迎会，从学院的院长以及老师们的热情讲说中，我感受到了他们对护士这门职业的热爱。随后我们在老师的带领下参观了整个护理学院，高端睿智的仿真模拟假人，模拟病房，还有各种没见过的仪器设备，让我感到不可思议，我真实地认识到护理这门专业没有最初想象的那样简单，一名优秀的护士必须掌握足够多的知识和技能，还要有从内而外的人文修养，要有一种高贵而又充满慈爱的气质，这些应该就是院长讲到的"职业范儿"吧——护士是一种需要丰富的专业知识和无私的奉献精神的职业。

参观了护理学院回来,最初转专业的想法又一次被自己质疑了。护士是值得所有人尊敬的职业,但是男护士在人们眼中却是那样的奇怪,此刻的我更是感到矛盾与迷惘,或许我会渐渐爱上并接受这个专业吧,更或许我会兢兢业业地做一名优秀的护士。

至少从今天开始,我会永远尊敬这些白衣天使们——伟大的护士。

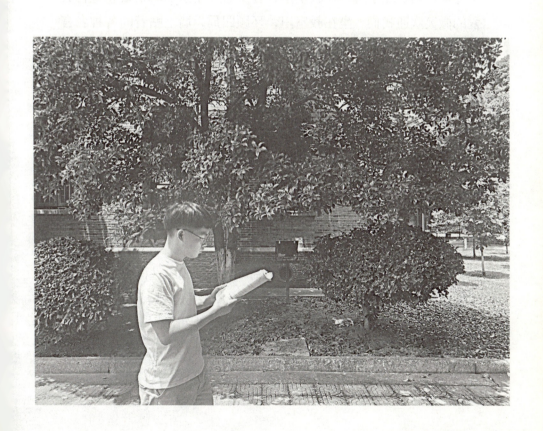

新学期的日记

常嘉欣

10月24日上午9点,随着钟楼敲响的浑厚钟声,我踏入了令我满怀期待的护理学院。在教室里,各个老师用亲切的话语和饱含关爱的微笑欢迎我们。坐在教室里,环顾四周,墙上贴着的各种名言警句让我感受到了一种庄严。

接着,院长用亲切生动的话语为我们阐述了护理学的内涵与护理的重要性。院长从容不迫的神态和气质,举手投足之间透露出的护士修养,展现出一种"贵族"的态度,让我对护理深感敬畏。

紧接着,班主任用超出常人的记忆力把全班70余名同学家乡所在的省市背了出来,展示了一名护士的严谨,让我觉得当护士也要拥有许多高超的技巧。然后,苏大护理学院党委书记精心准备的演讲将活动推向高潮,让我产生了在护理学里探索奥秘的渴望。

最后,老师带领我们参观了学院。我在参观的过程中发现了许多新奇的事物,比如逼真的仿真婴儿,各种医疗器械,临终关怀室等,这些都让我迫不及待地想进行护理专业知识的学习。

以前的我以为护理只是女生的事,与男生无关。而现在的我发现，男生也可以学习护理。我认为男生在某些方面比女生更严谨，遇到了紧急情况也不会慌张，我相信自己一定能在护理专业学到更多。

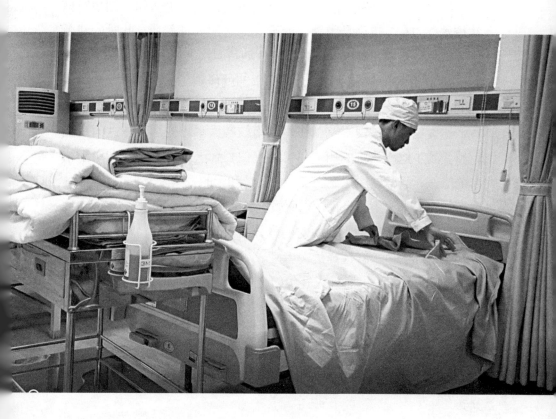

靠近你,温暖我

梁均辉

清晨,太阳刚刚升起,我和小伙伴们就坐上了从独墅湖校区前往校本部的车,也许是因为之前听说的本部太过美丽,此时的我就像等待见到新娘,难以抑制内心的激动。

40分钟的车程一闪而过,来到本部就像到了欧洲一样,各种漂亮的房屋,随处都有参天的古树、欢笑的人群,本部热情地欢迎了我们这些孩子。护理学院就在本部南校园大草坪旁边,一进门我们就感受到了这座建筑的历史气息,进门长廊上就有提灯女神南丁格尔的雕像,整栋楼内部充满了一种关怀和爱的气氛。

作为一个男生,当我在志愿表上填报了"护理学"这个专业时,我就已经知道我接下来要面对的是什么。然而,经过老师的深入介绍,我更加明白了,选择这个专业,不仅是选择了一种职业,更是选择了一种精神,一种让人升华的力量,它具有净化心灵的作用。

一路往上走,无论是图书室、康复运动器材,还是模拟人、婴儿房,都能让我们体会到护理人文关怀在护理上的应用。更现实地说,此行也让我对今后的职业规划有了一个大体认识。

希望在护理专业学习过程中体会到的这份爱与关怀的情感能伴随我一生。

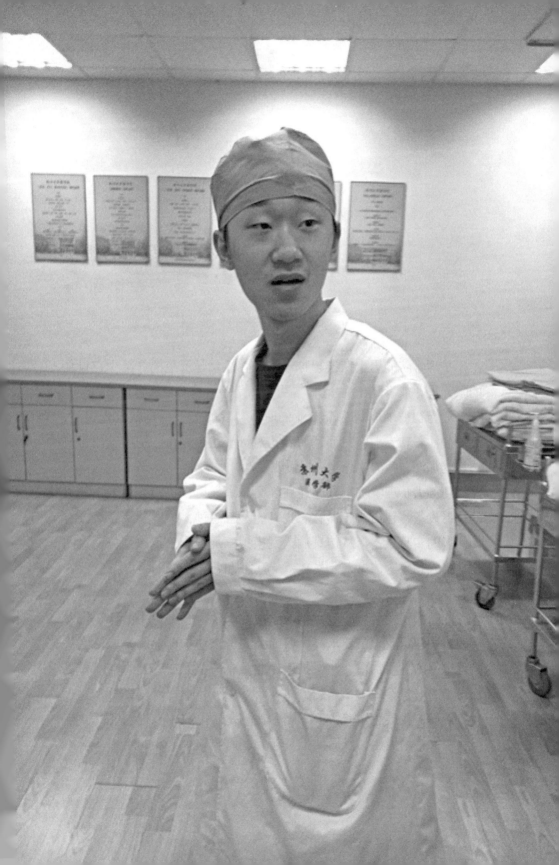

我对护理专业的想法

小 常

护理学院的男生在谈起护理时,心情总是沉重的,至少在世俗的眼光里,或者是在观念里,"男护"是不太被接受或者认可的。

在当初被录取到这个专业的时候,我的第一感觉就是先报到,然后想法子转专业。然而,随着我对护士这个角色、护理这门学科认识的加深,我的观念也在慢慢改变。

在苏大护理学院举办的迎新晚会结束之后,我们参观了学院里的仪器设备,包括实验器材。我真的不曾想过,护理学院竟然会有如此多的实验设备,从仿真病人到模拟病房,无一不做到位,真的超乎常人想象。仿真人会哭会笑,而且功能齐全;模拟病房有产科,还有重症监护室等。

此时的我发现,从现代护理学角度来看,它更加注重科学化发展,对护理从业人员要求高,目的是为了推动护理学的发展,填补护理史上的各项空白,使得护理专业具有一个更加广袤的空间和更加可观的前景。

然而,我虽然知道从护理学院毕业后并不是做打针换药的工作,但我作为一名男生,以后要担负起家庭乃至整个家族的希望,学护理难免有点寒酸。我也曾为它的发展前景所吸引，也曾为护士的高尚情怀所折服，也曾希望有一颗向着奉献精神去追求的心，然而我总觉得，我们是在照顾别人，社会留给我们的舞台并不大，自己活得累，而且从事这个职业的人员不能讲究回报，因为有誓言，有高尚的情怀在束缚着。

我对这个专业有着崇高的敬意，但我还是会试着去追求自己的兴趣，因为即使我从事这个专业的工作了，我在心底也原谅不了自己，因为我儿时的梦想还没有实现。

当然，如果上天要我去完成这个使命，我想我一定会义不容辞。

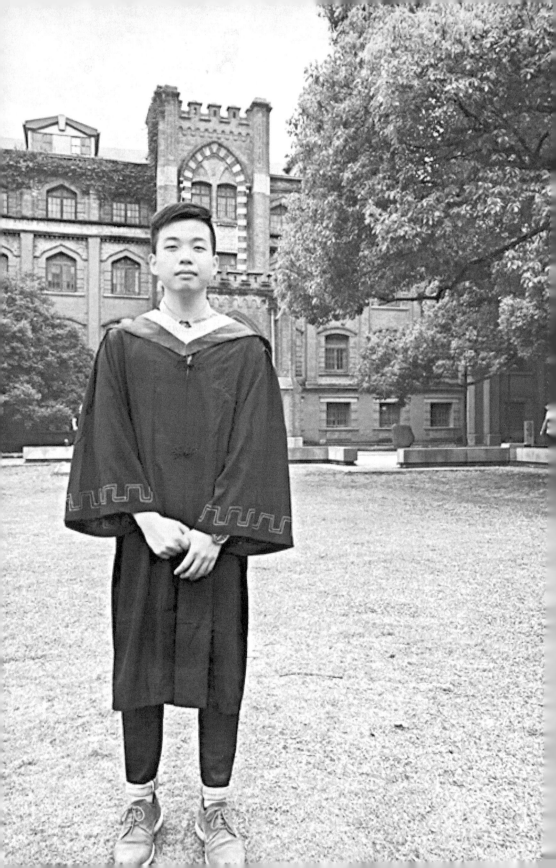

天使在心里

小 然

以前，抑或是现在，谈到护士，我想，那关于爱，关于和平，关于美好，只是在印象中，那大抵是一种女性专属的职业，像人们所赞美的那样——"白衣天使"，而天使应该是个女孩。

我跨着窄窄的楼梯，迈着浅浅的步子，跟随着人群，参观我们的护理学院，那将是我们学习的地方。那时，它对我只是高耸，我对它有着好奇。一如户主观览新居，一切都是新鲜的，而且能够知道，以后将更要熟悉。

那天我看见和听见了：形形色色的模拟病人躺在床上，形形色色的仪器维持着生命，形形色色的事迹的伟大，形形色色的进步和创造，形形色色地诠释着生命。

我踏着窄窄的楼梯，迈着浅浅的步子走下来，我觉得它窄，觉得它难，但大概，以后的以后我会学会和习惯，这小而轻的步子，也会练就我的某些气质，伴我一程又一程。

我想啊，那份慈悲与爱，才根本是那天使的真容，而护士，则是让天使住在了心里，因而与性别无关，却与爱相关。

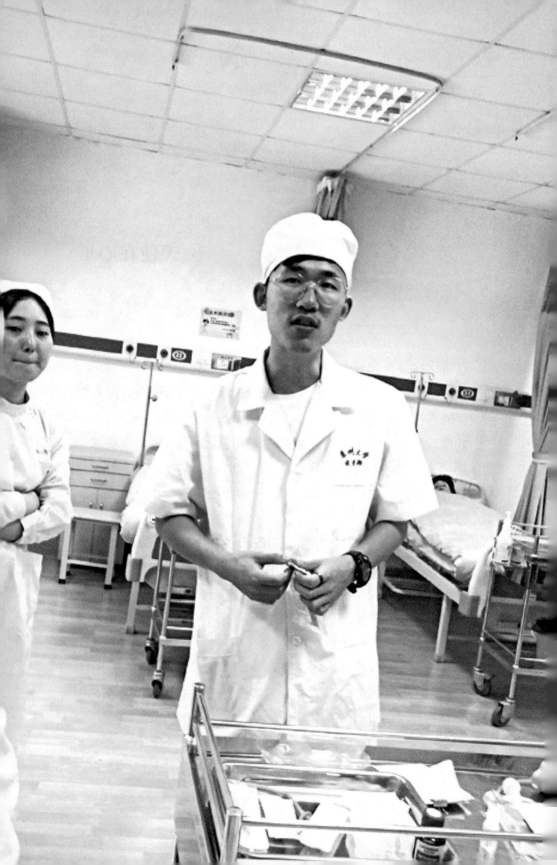

悦 情 篇

（早期临床体验录）

勤学源于兴趣，感动源于体验。真正走入医院，走入病区，是每一位护生的第二次自我启蒙。白衣是鲜血与病菌染透后的升华，无数次奔忙，无数次抢救，发现医护人员都是穿越白天与黑夜的高手。我们步伐轻捷，身手麻利，段位迅速提高，在女儿王国里广受欢迎的同时，也滋长着好胜心与英雄感。

责任压身，伏身立命，不为其他，只为不弃。

我跟护理遥远的距离

吴 文

我现在大二了。

医院去过很多次了。多数是见习,偶尔是看病。

大一,以一个学生的身份去医院,我很没耐心,却装作很有耐心地去学习。一直是去苏州大学附属第二医院的介入治疗和眼科,坐一个多小时的公交就已很让我烦躁,何况接下来还要去学习。

护士站和病房区都很安静,只有铃声一直在响。几个护士在忙着自己的工作。导师带我去见过各种病人,基本都是老年人,癌症晚期,躺在床上不能说话,很少有意识还清醒的病人。

看着病人身上插着各种导管,旁边还有导尿袋等,对于这种环境,说句实话,我自己内心是拒绝的,即使护理是一份崇高的职业,嘴上这样说着,我心里却把它当作是一门苦差事,我感觉自己很虚伪。我不想今后在这个无聊沉闷的环境中工作,我不想天天都在病房转来转去,拿着不高的工资,干着辛苦的活儿,对于护理学我一点求知的欲望都没有,即使老师很用心地跟我讲着这些病人的病情、预后、发病机制和术后如何护理,讲介入科的优势和发展前景。可以用四个字概括我大一时的见习经历:漫不经心。

大二,我觉得我的想法可能会改变,但还是……不过,我知道,我已经不是大一时的那个只顾当下享受,不管自己未来就业问题的人了。

我看到过很多有用的话,比如"居安思危","当自己的才华撑不起自己的野心时,你就应该静下心来学习"。

现在的我很纠结。我在手机上也看到过关于医院的很多负面的内容,比如"魏则西事件"所牵扯出的莆田系医院,怀孕护士被打事件,陈仲伟医生被杀事件,等等。现在有的医患关系已经有点儿水火难容,所以河南发生"医闹"时才出现了民警开枪制止的情况。这一切让我感觉到医院工作环境有安全隐患。前段时间我在自己关注的一篇微信公众号里看到护士以后也需要规培,感觉前景更渺茫了。某医院护士集体辞职事件又透露出医院目前存在的薪酬分配不合理问题。

再加上高压力、高风险的精神境况,身体已不能得到很好的保护,心灵还要面临创伤的风险,所以医生护士群体患心血管疾病比较常见,寿命也短,年轻医生猝死的例子也不少见。所以我想了又想,实在不愿去干这一行。

有人和我说过,干护士,努力干,当护士长或专科护士,有很好的发展前景。但是就业刚开始几年,或许我就要被饿死——今天的房价已不同当年。

"苏大的学生来这里兼职?"同事说,"太屈才了!"在烤肉店拿着16元一小时的薪水,我并不开心,因为这里真的很累。闲暇之余,我问我的经理,他才来两年,刚毕业就来了,不入流的大学,机械工程,与这家店的管理职位很不对口,但是他工资却挺高,干着不累的活，不用像护士那样辛苦、还要上夜班。店长工资则是他的两倍。

于是我想，人家毕业出来压根儿不用考虑压力，工作又轻松，不像护士那么累，怎么这么不公平呢？今后还是不要干护士这一行吧。

这些终究都还是目前的想法。有人说，考研吧，今后进一家好医院，评职称快，当护士长快。我觉得这确实很好，但终究摆脱不了要辛苦工作和高压力这一事实。

我觉得可能多学习学习其他东西才是我现在要做的。

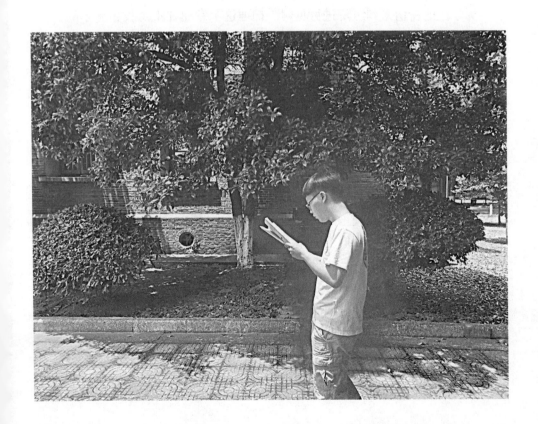

良好的开端

佚 名

以前常有去医院打针看病的经历,但是我对医生和护士的忙碌并没有太多的留意。今天第一次以一个医学院学生、一个学护理的男学生的身份来到医院进行见习。护理这个专业并不是我希望学的,而且可以说不是所有男生希望学的。所以面对医院陌生而又熟悉的环境,我也没有多少兴奋的感觉。一次见习不可能改变一个人或一个时代固有的观念,但多少会有一些影响,潜移默化地,慢慢地冲击着一代新青年落后庸俗的观念。

常言道,当局者迷,旁观者清。可我今天却颠倒了——当局者清,旁观者迷。往昔不知晓护士工作的重要与护士职业的神圣,今天身在此中,着实真切感受了一把。每一个眼神,都透露着对患者的关切;每一个动作,都饱含着对患者的呵护;每一句对话,都流露出对患者的温情。护士在举手投足之间都饱含着如天使般对人间疾苦的同情与对病患的关爱。

真情,让我为之动容;真本领,更让我对护士多了一分敬佩。干净利落的动作,坚定温和的话语,缜密敏捷的思维,扎实丰富的学识……无不深深地在我脑海烙下了印记。

虽然，我还只是动容，只是敬佩，并没有真正地理解、热爱、融入，不过我坚信，这会是一个好的开始，一个唤醒我内心"男丁格尔"的开始。

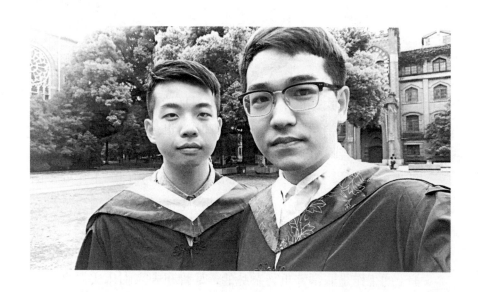

我的第一次见习

许 震

第一次见习结束了,原本迷茫与无知,现如今满载而归。十分感谢苏大附二院给我提供了这样好的实习环境和各种优越条件。临床的实习是对理论学习阶段的巩固与加强,也是对护理技能操作的培养和锻炼。尽管临床实习的时间很短,但对于第一次的我很重要。

刚进入病房时,总有一种茫然的感觉,对于护理的工作处于比较陌生的状态,对于自己在这样的新环境中能够做的事情也没有一种成型的概念。庆幸的是,我们有老师为我们介绍病房结构、介绍各班工作。

护士的工作是非常繁重与杂乱的,尽管在未来临床实习之前我也有所感悟,但是真正进入病房后,我的感触更深了。的确,护士的活儿很零碎,很杂乱,也可以说是很低微的。可是透过多数人的不理解,我们发现,医生离不开护士,病人离不开护士,医院的整个环境都离不开护士。到病房实习,接触最多的是病人,了解甚深的是各种疾病,掌握透彻的是各项基础护理操作。

在这段短暂的实习期间,我的收获很多很多,如果用简单的词汇来概括,反而显得语言的苍白无力,至少不能很准确和清晰地表达我的感受。因此我会在护理学院老师们的带领下,积极去学习知识和各项技能,用自己的勤奋和能力在这个行业尽到应尽的责任,甚至有所成就。

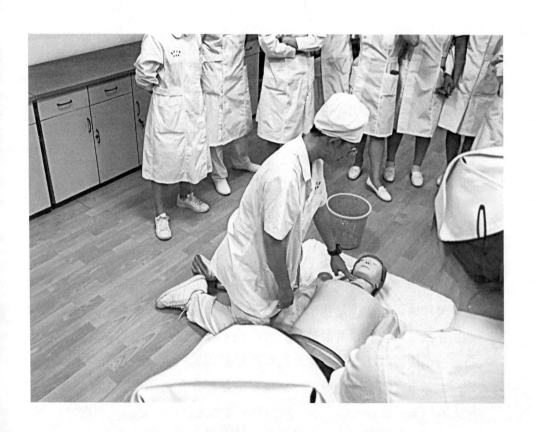

临床见习——问诊

杨 晨

第一次去医院见习，我们需要完成《健康评估》课程中的"问诊"这项任务。由于没有什么经验，我对问诊的步骤不熟悉，所以表现得极为紧张磕巴，但是因为有老师的指导与辅助，整个过程还是挺顺利的，而且患者并不像想象中的那样挑刺或者难缠，而且我们还遇到一位极为和蔼的老人，他会很耐心地回答我们一些非专业的问题。因为大家是一起去的，所以问题一旦有遗漏就可以互相补充，如果是我一个人的话可能会出现很大的问题，这主要还是因为我对专业知识不熟悉，不能够融会贯通。还有就是发现病患与病患家属口述的事实以及病历卡上的记录会有些不大一致，老师根据一些病症就能判断出病的基本类型，并且可以和病患做出许多很流畅的交流和建议，这也是我们作为学生很缺少的，因为即使病人讲出症状和我们所需要了解的信息，我们也不知道是什么意思，只知道将这些东西照搬在纸上，这个是很严重的问题。当然还有一些小问题，比如语言的障碍，毕竟病患也并不是都会普通话的，像一些年纪大的病患只会说一些方言，我们听不懂就无法进行进一步的操作。总而言之，我感觉在医院里就会有一种很紧张的状态，无论是问诊还是就在病房里面走动,都会有压抑的感觉,毕竟医患关系的一些说法对我们会有很多影响。一旦进入医院这种地方,我们就需要保持小心谨慎的态度。看来还是要多去几次医院,多接触各种不同的病人,多丰富自己的经验。

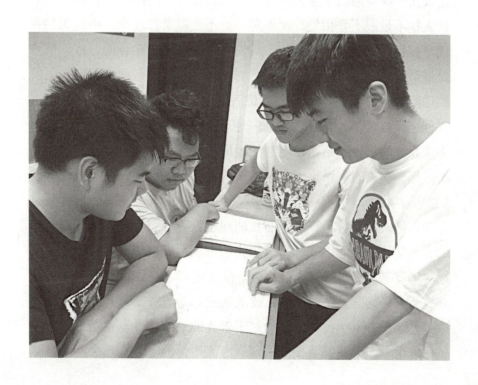

第一次问诊

赵旻磊

　　初次去医院问诊,心里既有一丝紧张,又有一丝向往,这毕竟是我第一次接触除了家人以外的病人,在去医院的路上,我还在想病人是不是很不好相处,说不定一言不合就会打起来,不过想想我还是打得过的。等到了医院,我们在急诊的门口集合的时候,或许是好奇的原因,我对于医院的一切都很想了解。老师带我们到医院的住院部,给我们介绍了一下患者的信息,毕竟是第一次去问诊,我们还是很紧张的。不过当我们走进病房的时候,发现整个过程并不像想象的那般纠结,在老师的提醒下,我们一步一步地完成了整个过程,病人的家属也没有想象中的那么不讲道理,而是很配合我们。毕竟病人是个83岁的老爷爷,又说着一口苏州方言,因为我是苏州本地人,听着还算好,而我的同学就听得有些懵,幸好老爷爷的女儿给我们翻译了一下,还跟我们讲了很多老爷爷回答不了的问题,毕竟老年人的记忆力并不好。除了进行系统的问诊外,我们还补充了许多问题。在病房中,我能感受到老爷爷的女儿对老人早日康复的渴望,虽然我们的问诊对于老人的治疗并没有啥帮助,但是她依然很全面地回答我们的问题。令人遗憾的是,有几个问题还是没有问到，有些涉及病人隐私的问题我也没好意思问。不过总体而言，整个问诊的过程还是很愉快的。

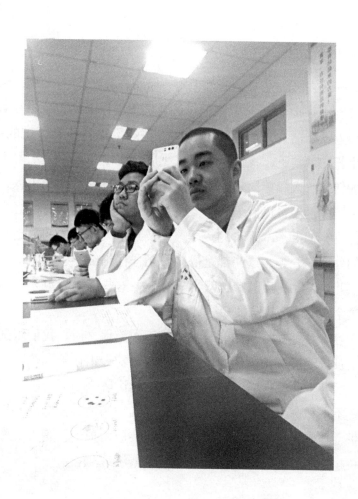

见习体悟

陆文杰

第一次去医院见习是去苏大附一院平江新院的消化科,到住院部19楼。刚到医院便被医院的设施及环境震惊了,干净而舒适的环境,给人以简洁大方的感觉,让病人也能更加感受到医院的内涵。在护士长的带领下,我们换上了护士服,在她的陪伴下学习了在医院里如何给双人和单人铺床,虽然和在学院里学的有些出入,但是基本一致。紧接着我们来到了准备室和处理室,在里面体会为病人准备药物等护士基本工作的流程,以及对病人用过的药物包装、残留物的处理和分类,这些都是需要护士仔仔细细一一核对的,不能出半点儿差错。一项医嘱,双人核对……这些工作规范无不体现着护士这个职业的严谨与使命。

学习了各种物品的功能及护士的工作流程之后,我们跟随着实习护士及护士长来到了病房中。此时实习护士正在给一位卧床病人打针,而护士长就在一旁给我们讲解,其讲解全面而专业,同时护士长还不忘和病人亲切地交流,询问病人的病情。我们从心里感受到了护士与病人之间的密切联系。在医院里,护士和病人就像一家人在一起生活,护士则关心着病人的点点滴滴。

最后便是我们自由在病区中参观学习。我跟随着护士们学习了如何核对病人的病情以及更换和核对床头牌，如何给病人换药。虽然我们"男护"大多数可能不会在类似消化科这种科室工作，但是这些基本功还是需要练扎实的，毕竟护士的职业容不得半点儿差池。

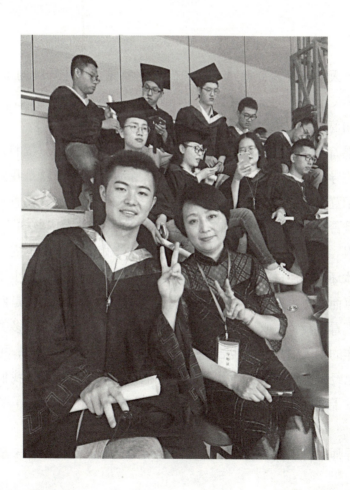

第一次临床体验

杨 旅

今天第一次去苏大附二院的内分泌科见习,在导师的带领下,切身感受了护士的工作环境和工作流程。在内分泌科里,整洁的环境,和蔼可亲的护士都给我留下了深刻的印象。

跟着学姐坐公交车花一个半小时来到了附二院内分泌科,见到了我的导师。我对她的第一印象便是很亲切。接下来就是我同导师进行相互了解的过程。我简单介绍了一下自己的家乡,还有对苏州生活是否适应等。我也知道了导师是吉林医科大学毕业的研究生,很佩服导师的才能。之后,导师带领我跟学姐观看了一下内分泌科的具体环境,还进病房看了病房环境。帮病患挂药液的护士工作态度认真而负责,操作流程仔细而规范,并且她们的操作也是熟稔精湛的,看得我每每叹服!后来我又从导师那儿了解到了更多关于护理工作的相关信息。她也告诉我:就算你不喜欢护理工作,可是既然你已经是护理专业的学生了,就要把自己的学习学好,我们不强求你安于现状,但你一定要完成好自己的任务,不要浑浑噩噩地度日。

导师教育了我很多,我也明白其中的道理。我现在对未来很迷茫，不知道将来是否要做护士，不过，起码我还有足够的时间去了解更多关于护理的工作情况。

虽然我现在不知将来如何，但是现在的自己得对自身负责，完成学业是首要任务。学习和掌握了护理知识与技能，在这个关注健康的时代也是不错的。

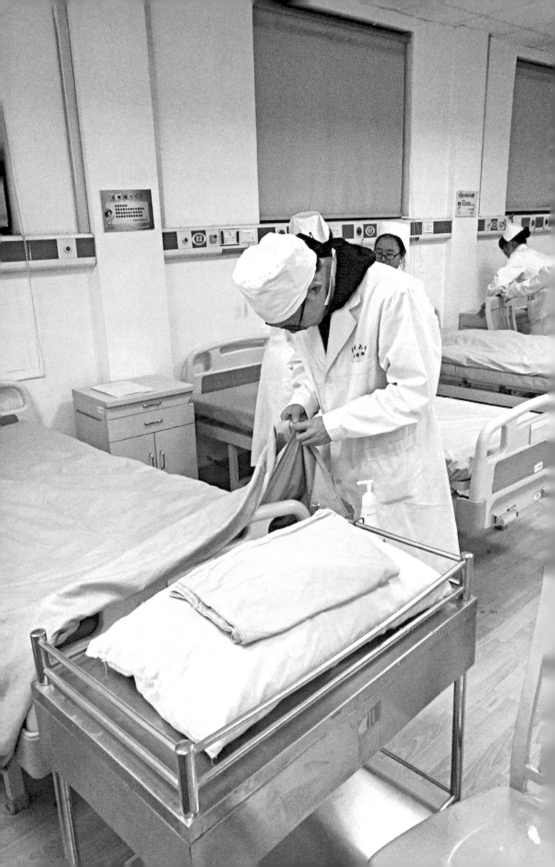

问诊体会

缪振宇

第一次去医院见习,是向病人问诊。虽然有老师带队,但进病房前心里也没有个底儿。因为在我的想象中,医院给人一种严肃、安静的感觉,而且有很多很牛的权威医学者。医生是越老越值钱,越老越厉害,像我们这群年轻的医学生进病房,病人很有可能是不信任的。说实话,我也挺害怕被病人质疑的,万一病人问我一些超出我能力的问题咋办?

进病房前老师也跟我们讲了一大堆,几乎面面俱到,让我们有了些底气(不过,若没有老师带队,估计我们都不敢进病房)。在整个过程中,患者和家属都很积极地配合我们,让我觉得医患、护患双方并不是真的像曾经的新闻报道中那样僵,其实双方都想齐心协力去战胜疾病。病人家属很耐心,即使我们有几个问题问了两遍,他们还是仔细而耐心地回答我们。

要说参加临床问诊之后的体会,我觉得我离医疗、医院更近了一些。医院对我来说,显得更亲近了。我的心里莫名其妙地产生了一种使命感和自豪感:如果我在医院上班,一定能救死扶伤,能自我实现,能获得高峰体验。但同时我又有点犹豫:患者和家属会不会一言不合打我？会不会 20 年后抄家伙来我家蹲点揍我？

  大一时候的我不是很想去医院工作，但这次到了临床见习，到了患者身边，我却有点儿想去医院工作了，就如上面说的，去医院工作会很有成就感，而且能得到别人的尊重。学医是条不归路，道路很曲折，但终点一定很美好。

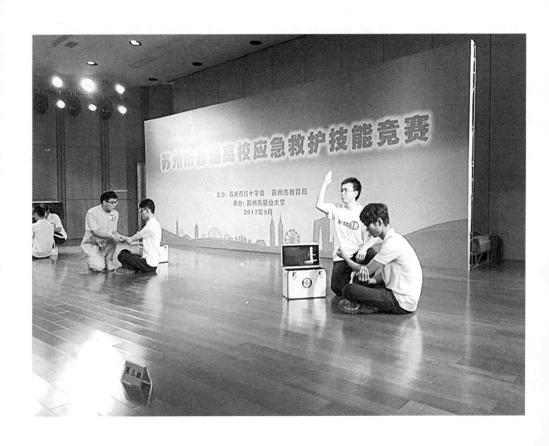

ICU 见习体会

吴思桥

坐在 501 路公交车上，我的心里满是惆怅。

因为今天，我将以一个全新的身份去医院。我在想：当我作为一名医护人员出现在医院时应该是怎样的心情？同时，我又为自己到底能不能适应这个特殊的环境而担心。

命运总是会跟我们开一些大大的玩笑。记得几个月前，拿到通知书的我满脸懵圈，充满了对这个专业的无知。对于从小晕血晕针的我而言，来护理学院上大学就是一个巨大的挑战。而如今，医院最重要的 ICU 病房就是我的第一道坎。

怀着忐忑不安的心情，我按了门铃，导师开了门叮嘱我穿好蓝色的大褂、戴上口罩，然后才允许我进门。规范好自己的装束后，我的注意力就全部转移到了那排放的一张张病床，导师的话我早已听不进去了。乍一看，ICU 病房大概有 10 张病床，每张病床都有人在上面一动不动地躺着。走近一看，病人身上都与四五根管子连着，基本都处于昏迷状态。"我们这里都是危重病患者，基本上是没有意识的，需要靠仪器来维持生命。"老师的话消除了我心中的疑问，我不禁在想：我如果以后生病了莫不是也要经历这些痛苦的治疗？不！

不！不！我还是不要了。又听到导师说家属只能在每周三有一个小时的探护时间。那还有什么意思？难道 ICU 病房的意义就仅仅是维持一个人的生命，而没有发挥生命的价值？我不明白……老师向我介绍了病房里的设施和配置，这些完全是外面普通病房所不能比拟的。救人治病，我真为奋斗在一线的医护人员而骄傲。

　　第一次见习，幸运的是没有遇到大量的血渍，但我坚定，其实在踏上来大学的火车时我就已经坚定：我会克服一重重困难的！

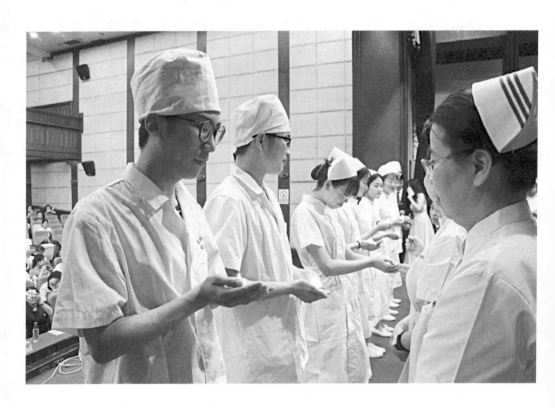

见习体会

薛 庆

吃完午饭,我从学校坐公交去往苏大附一院。第一次去临床见习,心里比较忐忑,不知道会是什么样!

在门诊部等了很久后跟随老师来到呼吸科的病房。在病房门外,我们思量着步骤。进门后,病床上是一位老爷爷,旁边坐着他的夫人。老人先是很惊奇,然后变得十分开心。我们向他表明来意。老爷爷十分乐意配合,这让我们很是欣慰。问诊病人之前,我们预先已知道他的病情。组长负责询问,我站在她旁边,不时补充。老爷爷仔细回忆,很认真地给我们讲述病情,旁边的老奶奶难过地流下了眼泪。这让我很受触动,我在想我老了的时候住在医院会是什么样,到时候也应该会这样吧?老人家真挚的感情很让人感动。

可能是由于我们说话的声音小了,躺着的老爷爷努力抬起头倾听,遇到这样的病人,任何一位医疗人员都会十分开心吧!我仔细聆听老人讲述着病情,认真观察老人的表情。老人家受病痛折磨已经瘦了许多,便秘了很久。和两位老人打完招呼后,我们离开病房,总结问诊的情况。由于是第一次问诊,我们问到了很多细节,但是不够系统,感觉比较乱。这让我明白,今后临床问诊我还需多思考,多练习。

  首次的临床见习，让我深深懂得了：医生治疗病人，护士护理病人。护士要为病人住院做准备，为各种治疗做准备，护理术后病人，要做很多事情，很累。然而护士还有可能会受到不公正的待遇，这让人很难过。不过仔细想想，我的目标是做一名优秀的男护士，我不会畏惧困难，而且我会为了理想而奋斗。我们要牢记先哲的教导，做好每一份护理工作，努力帮助病人恢复健康。

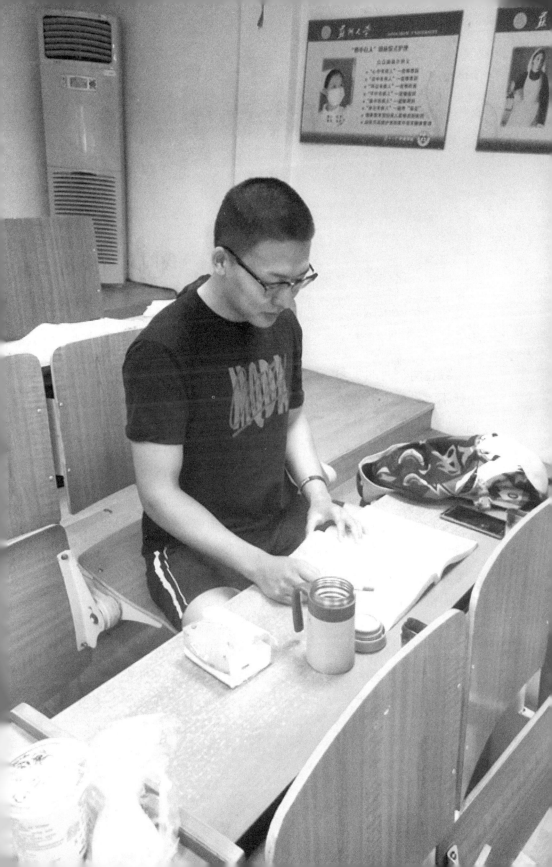

我的见习感受

徐仁祥

经过两个月的见习，无论是外科、内科，还是儿科、妇产科，虽然不敢说学习了很多，但是我明白了临床的基本工作内容以及我们需要学习的知识。

上个星期我见习的是外科，主要是了解和学习手术室的一些物品及其基本操作。虽然看起来很简单，但是想做好却并不容易。给我印象最深刻的是外科洗手法，人们通常都会认为洗手每个人都会，但是外科的护士是要在手术室工作的，必须要达到无菌状态，洗手时每个步骤都不能少，想认真洗完手也要5分钟呢。外科洗手法非常重要，也是我们作为护士最基本的操作。其实到外科见习、进手术室的机会不是很多，因此我们更要抓住这个机会好好锻炼一下自己。

儿科见习路途有些远，最大的感受就是医院布置很舒适。我们去了儿童医院，看到很多新生儿。我想如果我以后在儿童医院工作的话，看到这些新生儿一定会感到很高兴的。虽然见习不像实习那样需要动手，只是看看而已，但是可以为我们今后的实习打下很好的基础。

在儿科科室，我从带教老师那儿了解到，儿科是个综合性很强的科室，涵盖了内科、外科各种疾病的应对。但儿童疾病的种类与成人大有不同：发病急，来势凶，变化快。护士要根据其疾病特点制定一系列相应的护理措施。儿童年龄小，不会或不能准确地描述病情，不懂得与医护人员配合，所以儿科护理工作内容多，难度大，要求高。儿科护士的工作除了基础护理、疾病护理外，还有大量的生活护理和健康教育工作，护士对病情的观察应细微敏锐，发现变化应及时通知医生进行救治。

  在了解了儿科护理工作的基本情况后，我开始投身见习之中。在临床老师孜孜不倦的教导下，我不断汲取和探索专业知识，也积累了一定的工作经验。也许这些心得体会只是浩瀚大海中的一滴水珠，无垠沙漠中的一颗沙砾，但对我来说却是难能可贵的财富，点点滴滴都值得我去珍藏和回忆。

  经过这次儿科实习，我学会的不只是护士最基本的技术——疾病的护理知识，更重要的是学会了如何与病人家属沟通。儿科的护理对象是小孩，对于每位父母来说，最珍贵的莫过于子女了，家属以及医护人员都是本着为小孩着想的理念在互相配合和支持。护士除了要有精湛的输液技术，将患儿的痛苦减至最轻之外，还要向患儿家属做宣教，而且涉及面很广，比如饮食教育、环境、衣着、心理护理等。我深深地感受到作为一名儿科护士着实不易。

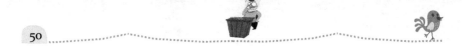
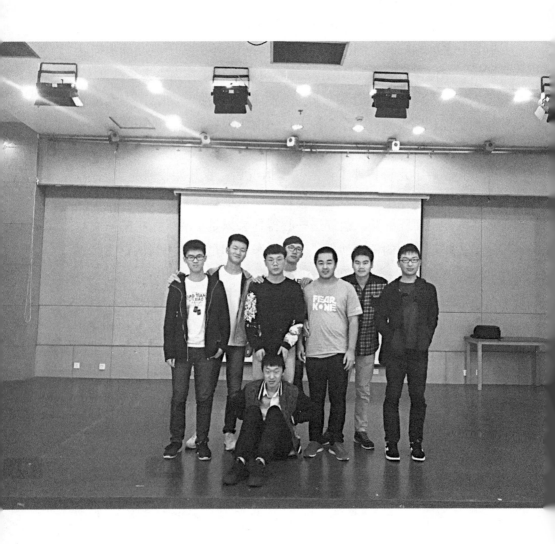

儿科见习体会

杨乐津

今天下午两点钟,我们乘车来到了苏大附属儿童医院,在四楼临床见习教室简单地集中之后,我们便分组跟着临床的老师去了七楼的新生儿病房。新生儿病房给人的感觉是非常的舒适、温馨,也很干净,为此我们所有人也都穿上了鞋套。我们看到了推车里躺着的一个个可爱的小婴儿,有的正在静静地吮吸着奶;有的刚吸完奶,护士们给他们拍拍背,然后安置舒适的体位让他们睡觉,他们可爱的小嘴时不时地还有奶水溢出来;还有的婴儿正躺在蓝光箱里接受八小时左右的照射;还看到有个小孩子皮肤好像是在蜕皮什么的,当时也不清楚是什么东西,也许以后实习就会更多地接触和了解到这些小婴儿的疾病了吧。今天还看到了护士给小婴儿抽血,这样做是为了测试新生儿有没有黄疸。听着小婴儿强劲的哭声,我不免心生怜惜。看着新生儿病房里所有护理人员都穿着拖鞋,我觉得儿科病房里的工作应该是非常安静、精细而又轻松的。我开始有点儿期待以后能在这样的工作环境里工作了。

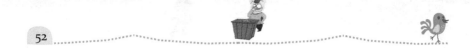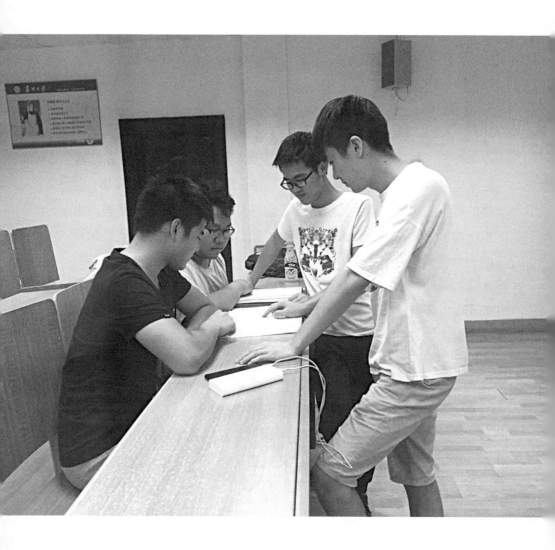

模拟手术室见习体会

杨乐津

今天下午,我们一行20多人穿上手术服在临床技能实验中心集中。负责教学的老师首先给我们复习了一下手术室必须知道的一些知识点,然后逐一介绍了手术室常用的五类用物:布单类、敷料类、器械类、缝针和缝线、引流类。之后两位老师分别扮演手术的器械护士和巡回护士,给我们演示了手术前的准备、核对过程,评估病人的身体情况,给病人做手术前的简单操作。其间,两位老师四次核对所有使用的物品,这样做的目的是为了防止有任何东西遗留在病人体内。在老师演示完所有的手术操作过程之后,我们便开始了基本的洗手、穿无菌衣、戴手套的操作,每个人都要在老师的面前完成这些基本操作。今天的练习让我明白了熟能生巧的道理,任何人都不可能只练一遍就把所有的操作做好。只有多多练习,珍惜每一次练习的机会,做好每一次,我们才会在护理的岗位上做得更好。

忙碌的急诊室

杨亚朋

今天到苏大附一院急诊室见习，因为是第一次来，所以必须先熟悉一下环境，认识一些常用的仪器。开始的时候我还想把老师所讲的东西做些记录，但很快发现急诊室的主旋律就是快节奏，连老师们走路似乎都比其他科室快许多，我的记录也完全跟不上节奏，所以索性不再记了，而是专心地听老师介绍和讲解。我把急诊室各个角落走了一遍，可是也没记住多少东西，不过这也在意料之中，学习也要循序渐进吧，以后见得多了慢慢就熟悉了，这次起码熟悉了环境。

急诊室里都是一些比较危重的病人，而且不断有各种情况危急的病人被送过来，有些病人因为没有得到及时救治，送来的时候就已经没有了气息，如果这些病人能够在第一时间得到有效的抢救，或许就会是另外一种结果了吧？所以我们应该认识到急救的重要性和必要性，而护士在急救这一过程中又发挥了很重要的作用。

临床见习日记

张 齐

儿科见习

总感觉世界上应该很少有疾病，总感觉书上所述都只是个案，可进了医院才发现，只是自己想得太美好。说到婴儿，大家脑子里最先浮现的肯定是一个肉肉的可爱的形象，但是医院里看到的情况完全颠覆了我们常人的认知。有个头很小很小的，有全身皱巴巴的，有皮肤黄黄的……各种各样的情况都是我不曾想到过也不曾见到过的——一个刚来到这个世上的小小生命，却遭受着不应该由他们来承受的痛苦，很难描述看到这些情形时自己心中的那种感觉。不过生命本身就是一个奇迹，那么小的婴儿以后也会长成我们这般大，这本身就已经很奇妙。希望一切都会向好的方向发展，也希望人类的病痛能越来越少。

内科见习

"呼""呼""呼"这是在呼吸科的第一感觉,也是最直接的感觉,总之病人都是很艰难地呼吸着,如果没有亲眼所见,实在难以想象对我们正常人来说几乎从来不去留意的小小呼吸对他们来说竟然是那么困难。疾病本身就是一种痛苦,治疗疾病的过程也是一种痛苦,如果病人经历了这两种痛苦之后依旧难以痊愈,那就已经不是"痛苦"二字所能形容的了。人类总是觉得自己很伟大,一切不可能已经慢慢地被我们变成了可能,但是面对疾病,我们依旧无能为力,总有报道说医学在怎样飞速地发展着,但是突然出现的一种疾病就可以让这些发展一下子回到原始状态,活着,真不容易。所以,不要作践自己,不要等到事后才追悔莫及。

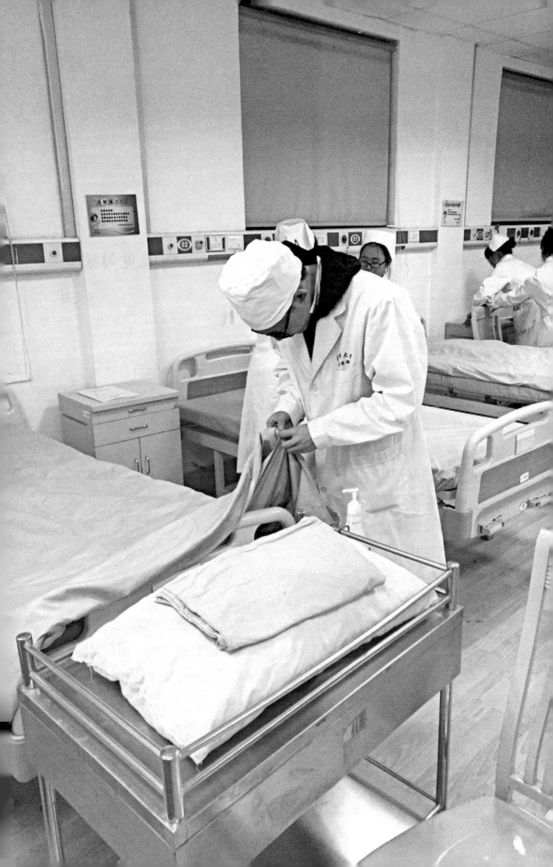

临床见习感想

鲁义超

我从大一开始就去医院见习,不过大一时的见习只是熟悉了医院的环境,那时候的我还没有学习专业知识,觉得自己什么都不会,我甚至还对去医院有了抵触情绪,开始怀疑自己从苏大独墅湖校区坐40多分钟的车去苏大附二院到底是为了什么。上了专业课之后,现在我们再去医院见习,就会觉得那时候老师给我们讲的好多知识都是各学科的重点。因为导师是心内科的,他经常给我讲心内科的知识,让我对专业课上老师所讲的内容有了新的认识,我对心内科的疾病也有了相对多的了解。

今年我们既去了苏大附一院见习,也去了苏大附儿院见习,给我印象最深的是去苏大附儿院的新生儿急危重症病房,看着那些一出生就有了这种那种疾病的新生儿,我感到了我们的幸运,同时我也想到了我们应该好好学习专业知识,掌握专业技能,用自己的专业知识和技能去服务病人,让病人早点儿出院,让病人减少痛苦,让病人尽量舒服一点儿,这就是我去附儿院的一点儿感想。

我的见习感悟

吴 彬

在儿科见习的几节课上,我看到了许多新生儿在出生时就面临着各种不幸,那种种症状无不触动我的心灵。儿科护理时,我意识到课上学习的知识是不可以缺少的,这样在面临突发卫生事件时也可以及时知道病因并采取正确的护理措施。但是,在儿科护理时最为重要的是要有一颗关爱儿童的心,只有充满爱心地进行护理,好好照顾,才可以让儿童感受到医院的温暖,也可以减少儿童对看病、对医院的恐惧。所以,我觉得在儿科护理方面更重要的是心理护理,有效的心理护理可以更好地治疗儿童的疾病,这样也才能体现出儿童医院的特色。

在内科见习过程中,让我感受最深刻的是,临床是理论基础知识的巩固基地,临床实践和书本理论还是有些不同的,毕竟书本知识是死的,而现实情况是灵活多变的。见习课对我能在将来工作时做到医护配合大有帮助,医生和护士的职责是相同的,都是为了给病人解决生理和心理的痛苦。只有医护做到密切配合,才能给病人带来最大利益。而要做到这一点,首先医护均需要了解自己的工作和对方的工作。作为将来的一名护士,我必须了解护士的工作,所以这次见习对我来说就起到了早期接触临床的桥梁作用，增进了我的临床思维能力，培养了我的动手能力，也增强了我的信心。

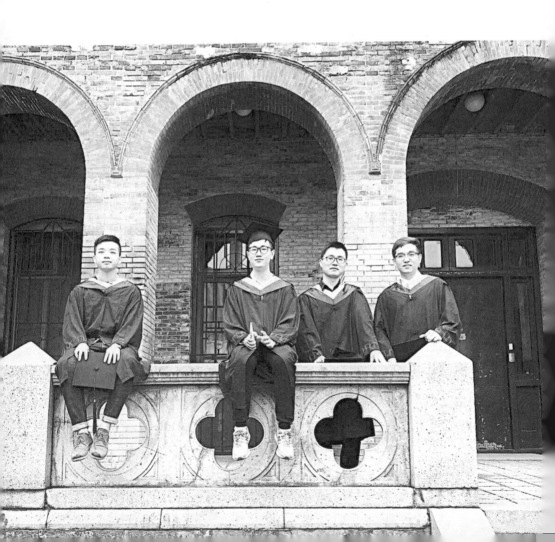

临床见习感触

谢鑫鑫

升入大三学年度,我们也开始学习更多的专科知识并开始了分科见习。在大三的学习生活中,见习越来越多,到医院的各个科室跟着老师学习临床实践的各种必备技能,听老师讲解临床遇到的各种问题以及如何去应对,让我们如获至宝,对我们以后的医院实习起到了引导作用,也是很大的帮助。老师们耐心的讲解,其热情对待病人的工作态度以及专业素养,令我们心生敬佩。对于一些在理论上不易理解的知识点,老师们也会通过临床案例来让我们更好地理解,解除我们的疑惑,让我们茅塞顿开。当然,除了学到知识外,我们也更深切地认识到了临床老师的辛苦,以及对工作怀有敬畏心的重要性。总之,感觉见习比枯燥的讲课有趣多了,也更能让人增长见识。

儿科见习感触:书到用时方恨少

卞立平

经过一晚上紧张而又充满期待的等待,我终于到苏大附属儿童医院进行了第一次见习。病房的条件还可以,卫生也很干净,但我顾不了那么多,因为老师已经开始带着我们仔细地查房,一个又一个问题抛过来,我们似乎有点招架不住,书到用时方恨少啊!在一阵阵沉默声中,真想马上吞下整本儿科书,幸而老师比较仁慈,和风细雨地教了我们很多知识,源于书本而又高于书本。

我所见的病例有:男,6个月,喘息性支气管炎,有明显呼吸声增粗,呼气音短促,呼气音延长的现象;男,8岁,过敏性紫癜,化验单上有血尿、蛋白尿等;还有麻疹患儿,症状特征没有课本上所描述的那么明显,要求我们认真细心辨证。

临床见到的症状多而复杂,我们不能一味参照书本上的理论,要根据实际情况来诊断患儿的病情。

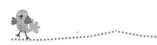

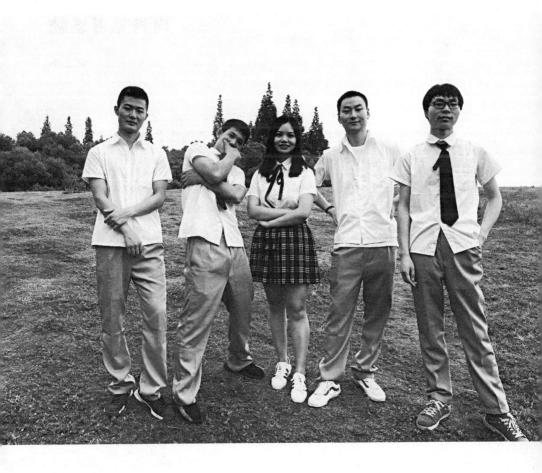

内科见习感触

卞立平

我们内科见习来到了医院的呼吸科,从临床表现上来看,呼吸系统疾病临床表现缺乏特异性。我发现,大多数呼吸系统疾病患者都有咳嗽、咯痰、咯血、胸痛、哮鸣、发热、气急等表现,这些表现往往缺乏特异性,它们有可能是感冒、支气管炎等轻症的表现,也可能是重症肺炎、肺癌等致命疾病的早期临床症状,如果不进一步检查确诊,很可能就会延误病情,造成不可挽回的后果,因此对待呼吸系统的疾病,不能仅凭病人的某一临床症状或体征而想当然地做出临床诊断,而应进一步地进行必要的检查,取得确实可靠的临床资料,通过严谨正确的临床思维,慎重地做出诊断,因为病人的性命可是掌握在我们的手中。

临床见习

贠　航

（一）

很开心在开学的第二周就能去医院见习。进入大三后，接触的专业课知识越来越多了。我本次见习的科室是苏大附一院的妇产科。谈到妇科，男生一般都会脸红，我也不例外。

和小伙伴一起进入妇产科后，便看到大大的牌子上写着：妇科门诊，男士止步。换上白大褂后，我们在带教老师的带领下进入各自的见习点。在此过程中，看到许多女性朝我们男生看过来，我还有点儿害羞。上课的时候老师说过，医学不分男女。我觉得这句话用在这里挺合适。带教老师教我们的第一堂课，就是为妊娠妇女听胎心音。老师在听胎心音之前，强调了听胎心音的方法和技巧。检查结束后，老师询问了我们一些有关妇产科的知识，比如正常胎心音的范围，足月儿的体重等。之后我们又去妇科手术室和门诊见习。

虽然本次见习的时间比较长，但是我很好地坚持下来了。通过这次见习，我学到了很多知识，比如妇科检查的流程及注意事项等，巩固了课堂知识，帮助我今后更好地学习。

（二）

国庆前，我们迎来了第二次临床见习，这次见习的单位是苏大附儿院。之前就听说儿童医院设计得挺好，到达儿童医院后感觉医院的建设确实挺人性化的，门口有悬挂的风筝等装饰物，楼梯的形状像小朋友们玩的滑滑梯，这些设计可以明显缓解儿童的紧张和焦虑。

老师很早就到了，她首先向我们介绍了医院的硬件和软件设施，接着又介绍了各个科室的分布。老师讲得比较耐心，我们听得也很认真。接下来老师带我们熟悉了一下儿童医院。之后，又带领我们观看了录像，录像包括婴儿沐浴、小儿静脉输液等，大家都看得比较投入。看着这么小的婴儿，感觉我们自己长这么大也真不容易呀！通过观看婴儿沐浴，我体会到沐浴可以保持婴儿的皮肤清洁，促进其血液循环和帮助散热。

临床见习体验：新生儿与老年护理的不同

吴 俊

今天我们去苏大附儿院的新生儿科见习，我感悟颇深。看着这些新出生的小生命，我不禁感叹生命的奇迹，从小小的婴儿长大成人，要经历不知多少风浪，我感觉肩上的职责更为沉重，在他们成长的过程中，我们需要时刻照顾他们，就如同照顾自己的孩子一般。他们的生命指标变化更是牵动了我们的心，当他们哭闹时，需要我们去安抚；当他们有病痛时，需要我们尽力去消除。不允许我们有一丝一毫的差错，因为他们的生命都很弱小，可能会在我们的一个不经意之间逝去。做好自己的工作，也是对生命的尊重，因此，我们应该努力学习专业知识，不断充实和提升自己，更好地发挥自己的作用。

在呼吸科，我们采访的病人是一位因为呼吸衰弱导致昏迷而进院的老人，如今老人的精神状况看起来已经好很多了，完全看不出来他曾经生命垂危。因为COPD（慢性阻塞性肺炎），老人的身体状况一直不是很好，但是他却很乐观，没有被病魔打倒，还很幽默地和我们开玩笑。护士姐姐很关心地询问老人的病情并向我们讲解，让我们学到了很多。老人也让我们珍惜现在的时光，保持身体健康。

我不禁心生感慨：我们的确应该好好珍惜现在的时光，不要因为年轻而糟蹋自己的身体，到老之后造成遗憾。

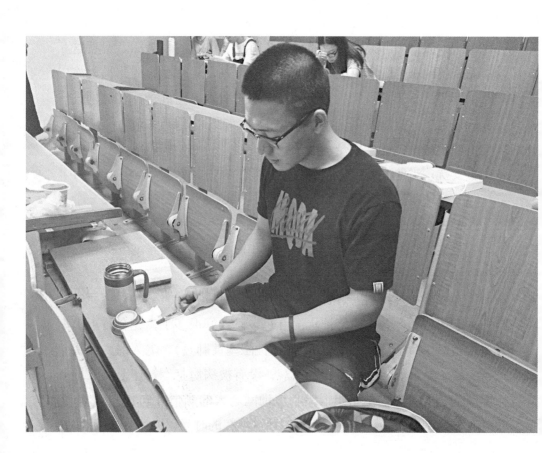

实践出真知

陈怡伦

刚开学没多久，我们第一次临床见习来到了苏大附儿院园区总院。园区总院刚投入使用没多久，刚进去立马感觉高大上，不愧是新建的。然后来到教室，由四位临床导师带着我们参观，我们见到了很多最新的设备，自动送药的那个装置尤其令人印象深刻。各个病区的护士站也很有特色，满天星的设计，蓝色海洋的墙面，充满了梦幻色彩。护士们身着粉色的护士服，让人看着觉得既亲切又温柔，给人以亲近之感。她们在给孩子们做护理的时候也是这样，语言温柔，耐心又细致，让人禁不住赞一声"白衣天使"。很多细节上的设计也很赞，整个护士站都是无棱角设计，处处为孩子们的安全考虑。类似这样的小细节还有很多。通过这次临床见习，我们真的是学到了很多东西，大开眼界。

内科临床见习时我们来到了苏大附二院，这是我们第一次到附二院，大家都有点兴奋，而且还带着一点儿好奇。我们来到了西十五病区的呼吸科。这次学习的重点是COPD（慢性阻塞性肺炎）病人的相关护理。我们换好衣服后导师便带着我们开始学习了。首先是一个重症COPD患者，很多理论课上学到的理论知识在这里都得到了印证，比如各种呼吸系统疾病的症状和体征。经由导师的讲解，我们也学到了很多新知识，包括呼吸面罩的种类、呼吸机的种类、呼吸机的使用方法等。此外，还有很多临床上很实用的知识，令我们受益匪浅。看完两个病人后，导师又给我们讲解了与 COPD 病人相关的诊断方法，以及护理措施和用药方面的知识。

这次真的学到了很多，也说明只有通过实践才能检验理论、增进知识。

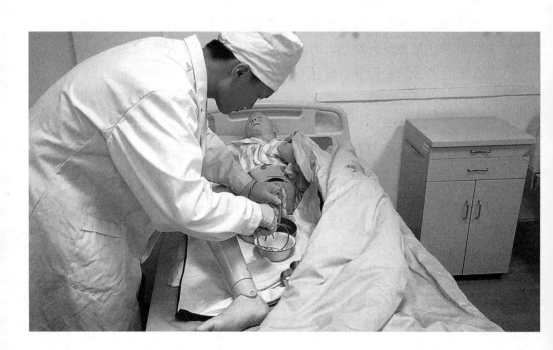

儿童医院见习感悟

李 聪

去苏大附儿院园区总院见习已有好几次了,每次见习的内容都不一样,让我们见识了一个不一样的儿童医院。

还记得第一次去儿童医院时,我的内心有点儿小激动,一路上一直在想象儿童医院会是怎样一个情景,它会像一般医院那样嘈杂吗?伴随着诸多想象,刚下公交车,映入眼帘的儿童医院外形着实给了人一种不一样的感觉——改变了以往方方正正的外形特点,是一个圆形的病房大楼,造型很别致!

最让我记忆深刻的就是新生儿科室见习!在进入新生儿科室之前我们做了很多准备工作,又是穿鞋套又是洗手等,因为新生儿免疫系统很脆弱,很容易受到伤害。准备完毕后,刚走进新生儿房间就不由得为之感叹,感叹生命的奇迹!一个个刚出生不久的婴儿躺在自己的小床上,要么睡着,要么睁着眼睛,要么安静地吸着奶瓶,要么哇哇哭泣,这情形给了我很大的震撼!临床老师着重给我们讲解了新生儿黄疸的治疗,很多新生儿采用光疗的手段,很是先进。儿童医院的工作人员都很有爱心,对待一个个新生儿就像对待自己的孩子一样,让我很是感动。

模拟手术室见习感悟

佚 名

第一次去我们护理学院教学大楼内的外科模拟手术实验室见习,大家都很激动。尤其是在进入实验室之前,又是换衣服又是戴帽子口罩等等,给了我们一种神秘的感觉。进入模拟手术室之后,立即让人觉得其很高大上!首先老师给我们讲解了手术室里面各种治疗巾的使用方法,相较其他内容而言,这个知识点还是相对容易一点的。等到讲到手术室器具的时候,我们就头大了。只见老师拿出一个大包,拆开一看,满满的治疗器具!然后老师开始细心地给我们讲解。其实这时候我们已经隐隐感觉到:在手术室里面的工作任务还是相当艰巨的,压力也相当大,因为是直接在病人身体上动刀,稍微拿错一件器具或者是别的什么的就有可能导致重大的医疗事故。

最后老师教了我们进手术室前洗手的方法,相当烦琐,不过这也体现出了手术室里面工作的严谨。以后实习的时候如果有机会,还是希望能进真正的手术室里面看看。

用最好的时光去奋斗

雷建熊

国庆节终于收尾。

最散漫自由的时间段应该就是大学时期了,这个阶段没有就业的意识,没有中学的应试压力,假期最多,时间最自由。医院永远没有假期,他们的忙碌和我自己的悠闲之间不是对比,而是一种反差,不知道数年之后的自己是否可以成为当中合格的一分子?

老师带我到各病房看了看——所谓见习,大抵如此,此时的我们还没有更多的专业知识,全靠自己的理解去领悟护士这个职业。老师说不要戴着有色眼镜去看待护士这份神圣的职业,应该去尝试付出这份关怀和承担这份责任。

随后老师让我自己到病房给病人测血压。刚开始的时候我畏手畏脚的,听得不准,看得也不仔细,老师在一旁帮助并鼓励我。慢慢地,我终于进入了角色,也做得还不错。从这样的过程里面我学习到,一个人工作的过程,就是从心态到工作成果,再到内心的独白这样一个循环往复的过程。做护理除了机械的护理工作外,更加应该注意和病人进行发自内心的交流。

不管毕业以后自己从事什么工作,大四一年都会在临床实习中度过，所以负责、关怀和细心都是不可缺少的素质，最基本的操作技能也是评价自己是否合格的依据。孔子说，学而时习之，不亦乐乎。学习就是在不断复习巩固直至转化为自身的一部分，为自己所用。

人的一生应该这样度过，当他回首往事时，不因虚度年华而悔恨，也不因碌碌无为而羞愧。我们必须抓紧时间、珍惜生活，因为一场暴病或意外都可能终止我们的生命，而我们更应该用最好的时光去奋斗，时不我待！

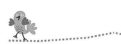
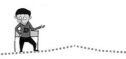
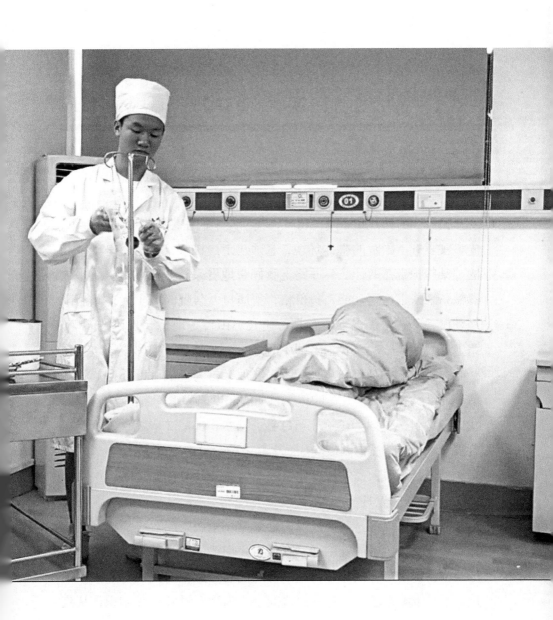

一次有意义的见习

葛 翔

去苏大附属儿童医院见习时，我和同学们在带教老师的带领下，先参观了一下医院的整体环境，老师边走边讲解某些房间是干什么的，某些护士在做什么。一路上我好奇地看来看去，并对医院里的器械猜来猜去，猜功能，猜价格，猜质量。医院的墙上大多贴着卡通动漫，一切都显得很有童趣，让人不由自主地想起自己的童年。路上遇到抱孩子的家长，老师不时地逗那孩子玩，把那孩子逗得很开心，我也不由得开心起来。后来老师亲自为我们讲解儿童的护理措施，以及如何测量儿童的体征，如测儿童的头围、胸围、身高等。我们还看到一些护士在给儿童打针、挂水，那些儿童先被安抚，接着被针弄哭，然后再因被安抚而平静……

见习结束后，我们带着愉快的心情离开了苏大附儿院，这真是一次有意义的见习！

在苏大附二院，老师把我们带到了一个病人面前。那个病人看起来气色不错，也很好沟通，老师让我们评估病人的症状，于是一位同学自告奋勇地询问评估起来。可能老师感觉到我们的经验还不足，于是干脆自己上。老师一边问一边为我们讲解相关知识，从病人的口述中我了解了他目前的大概情况。

　　我喜欢这样轻松愉快的医患关系，讨厌医患相互之间的不理解。人与人之间如果多一分理解，相信对于大家来说都是一件令人愉快的事情！

临床见习心得

小 刚

这次在医院里见习,我看到了病人痛苦的表情。

我们正常人测血压或测血糖有时会觉得很冷、胀痛甚至刺痛,而对病人来说这些已经不算痛了。看到其他护士给病人打针输液时病人只是咬紧牙齿,我觉得他们是坚强的。

在内科,几乎每天都能看到病人去世,这让我觉得人的生命很脆弱。我们要珍惜眼前的生活,快乐是一天,不快乐也是一天,何不快快乐乐地过好每一天呢?另外,对于有些人不要等到失去了才懂得珍惜,多陪陪家里的父母——上了年龄的人也是害怕孤独的。

只有在见习时才可以到其他科室走走看看,多学点儿知识和技能,一旦实习或工作了,就根本没时间到处走动学习了,所以我觉得要在见习期间抓紧时间学到更多的知识。

其实护士这一行是很累的,一个科室 10 多个护士,要护理六七十个病人。早上七点多就要上班,开早会交班,观察病人病情,清理当天要肌注皮下注射的病人,测体温,测血压,配药,打针,输液,换药……根本没有休息的时间,都是病房—治疗室两点一线。

行医要细心,配药、打针、输液,"三查七对"很重要。操作前，操作中，操作后，都要校对病人姓名与床头卡是否一致，以及药品名称、用法浓度和用量是否准确。无菌概念要强，配药戴口罩，针头污染后得换一个新的，无菌操作戴口罩手套。防止药物交叉感染。医院的很多东西都是一次性的，用一次就丢弃了，若在没有使用时被污染了也要丢弃。有些人由于偏见，看不起我们护理这一行，我只想说每一行只有专业不同，没有高低贵贱之分，虽然我们的地位没有医生高，可是一样是在做贡献。

　　心内科的环境相对安静，护士站的气氛很轻松。病房里的病人大多是心脏有问题，老人居多。我们想交流，可是老人们的语言一般是方言，不太容易懂。重症病房里有的病人身上插满了管子，周围是各种仪器。当时正好是探视时间，有家属穿戴好防护服进来与患者见面。看着家属们担忧的样子，我真希望他们的亲人赶快好起来，全家一起继续过幸福的生活。里面的工作人员也相当多。医生、护士也各司其职，态度也是很好的，我想那些患者应该会得到很好的照顾。

　　第一次到苏大附属儿童医院，见到了许多与苏大附一院不同的地方。从门诊开始，就发现许多设施都很可爱，还有很多儿童玩具和游乐设施，墙面也涂上了彩色，没有了一般医院那种严肃的白色。我们在导师的带领下参观了门诊大楼和急诊楼。第一层，老师重点给我们介绍了建设时间和建设资金的来源。面对正门的是一颗爱心树，上面记载着许多社会爱心人士和团体对苏大附属儿童医院建设做出的贡献。也正是有了社会各界的关心，儿童医院才有了这么好的条件。接下来我们了解了各楼层的功能和办公区域分布。当我们到达急诊楼的时候，正好看到两个急诊的孩子，有一个一直在抽搐、吐白沫,另一个则昏迷不醒。在医生和护士的努力下,他们的病情都得到了控制,没有了生命的危险。最后我们一起去看护士给孩子们挂水,呵呵,那里真的很热闹,哭闹声不绝于耳啊!

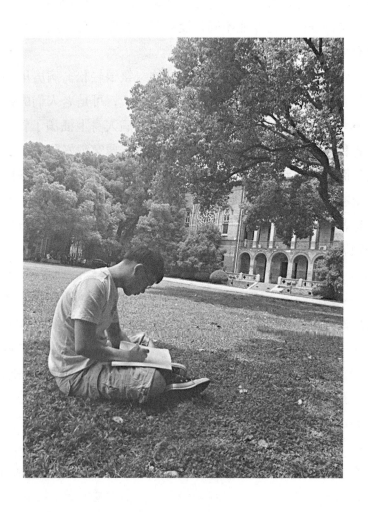

见习是一种磨炼和激励

姚 禹

作为一名医学生,不仅要具备过强的理论知识,还要有一定的临床经验,因为我们面对的是人的生命。穿着干净的白大褂,想想自己穿着白大褂走进病房的那份自豪,心底的那份坚定与自信油然而生!见习,是一种磨炼;临床是理论基础知识的巩固基地,临床的实地见闻与实地操作,让我的脑海中重现了在校所学的那些枯燥又顽固的知识。在这里,我不仅真正学到了知识,还明白了一些道理——踏踏实实做人,认认真真做事,提高自己与他人沟通的能力,建立良好的护患关系,遵从导师的教诲,理论联系实际,立志为医学事业贡献自己的力量。

在儿童医院查房期间,住院医师在主任询问时特别熟练地报出了病人当日的各项指标,连孩子吃了什么、排泄如何、心情好不好等都能描述一番。病人的肯定是护士最大的成就,病人的称赞是护士最大的光荣,病人的疼惜是护士最暖的宽慰,病人的微笑是护士最好的回馈。护士职业是最高尚的!护士直接与病人接触,你看,旁边小孩刚入院时,病情危重,全身浮肿,现在精神好了,症状也消失了。"护士真好!是你们和医生给了孩子第二次生命;是你们,用亲切的话语安慰我们，让我们有战胜疾病的信心；是你们细心的照顾，让我们迅速康复。"这是发自住院病人的心声，可爱的白衣天使们听到这些来自病人的理解和赞扬时该是何等的感动啊！我因此也备受激励。我立志要为我即将展开的救死扶伤的医护事业奋斗终生。

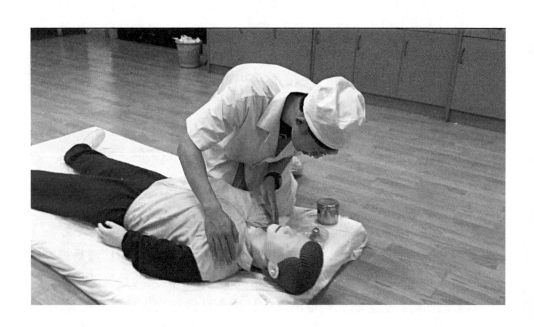

ICU 需要男护士

小　刚

大一刚进这个专业时，我的思想非常不稳定，总想着转专业。没有其他什么原因，就因为自己是个男生。想着以后要从事一个原本专属女性的行业，我心里实在过不了这个坎儿。这是中国社会的大环境使然。一个"211"大学本科毕业的大学生，而且还是个男生，居然只能去做一名护士！既然如此，干嘛不直接去读卫校？何必花这么大代价呢？

但是当我走进 ICU 这个科室时，我的看法变了。

专业，不低于医生水准。在 ICU，我发现护士们过硬的技术、扎实的基础医学知识、良好的职业素质等，绝对不亚于医生。

我发现，ICU 非常地适合男护士，并且男护士也能够在这里实现自己的价值。ICU 不仅需要过硬的操作技术、深厚的医学知识，还需要强大的心理素质，处理突发事情的能力，以及与患者家属协调沟通的能力等。

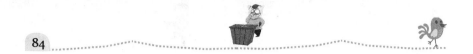
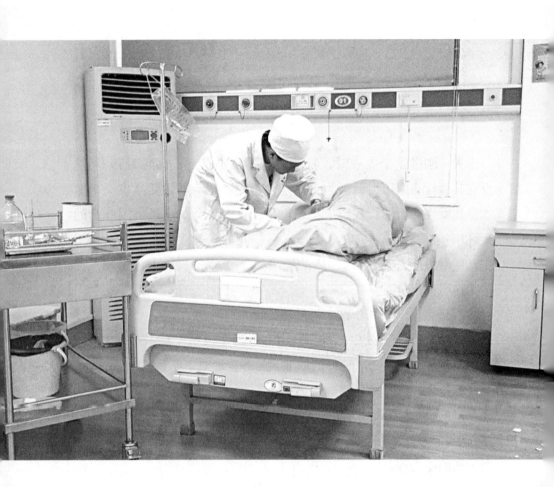

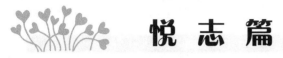

悦 志 篇

(临床实习立志说)

少年辛苦终身事，莫向光阴惰寸功。从学习者、参与者到准护士，每个人都有自己的心路历程，都有自己的故事。可惜我们没有太多的时间来讲述，行色匆匆，就已经进入准战备状态。

实习，连接着职业荣光与梦想。长大了，成熟了，收获良多，随之而来的也有新困惑，命运罗盘似乎在掌心而握，又似乎犹豫不知方向。但身边是病患，耳边是医嘱，容不得多少伤秋悲春，一起痛快淋漓地笑，一起走下去……

实习之路

栾 诚

大学的时光注定是美好的，没有了高中烦琐沉重的功课，没有了那一张张把人压得透不过气来的考前复习模拟卷子。曾无数次憧憬着大学的时光，可是大学啊大学，转眼已是第四个年头了，那么问题来了，实习的步伐一天天逼近了，这也就意味着我们与社会接轨的日子不远了。

很坦白地讲，实习对我而言是充满着诱惑与挑战的。何来诱惑？三年的大学时光，我所学到的知识并不是很多，从一开始对这个专业的无所谓，到后来经过老师的开导，慢慢去了解这个专业、去接受这个专业，不得不说真的浪费了很多学习的时间。看着班上的女生门门功课都很优秀，理论知识都很扎实，我想着也许进入实习会是一次机会吧，能够让我们重新站在同一起点扬帆远航。或许在接下来说短不短、说长不长的 10 个月的时光里，我能通过临床经验来弥补三年来那些落下的理论知识，这对我而言是一次难能可贵的机会，不可谓不充满诱惑。

当然，一切事物都是双面性的，以前落下的东西在短时间内是没法弥补的，大部队的脚步也不会因为我而停滞不前，我不知道进入临床后会有什么样的难题等着我去解决，会有什么样的挑战等待我去面对。当我得知实习过程中是老师一对一带教的时候，我暗自告诉自己，我能做的唯有在老师的带领下认认真真完成操作，多学多练，端正自己的态度。前车之鉴不得不引起重视，时间本来就不长，更加经不起荒废。

可能在以前还会为自己找借口：有些理论知识，太难了，不掌握也没关系，反正以后也用不上；但是实习的性质大不同，俗话说"技不压身"，多学一点也许在以后的工作中就会比别人多一点儿优势，日积月累，成就真的不可小觑。

就这样，我怀着憧憬的心情开始了实习。老师也对我们进行了岗前培训，并交代了一些注意事项，这让我又一次真正意识到了实习的重要性。实习是学生在大学阶段完成全部课程的学习后最重要的实践环节。通过实习，我对自己的专业有了更为详尽而深刻的了解。其实，实习也是对这几年大学里所学知识的巩固、检验与运用。实习，不仅可以培养我的实际动手能力，增加了实际的操作经验，还可以缩短抽象的课本知识与实际工作的距离。实习是每一个学生都必须拥有的一段经历，它使我们在实践中了解社会，让我们学到了很多在课堂上根本就学不到的知识，开阔了视野，增长了见识，为我们以后进一步走向社会打下了坚实的基础。

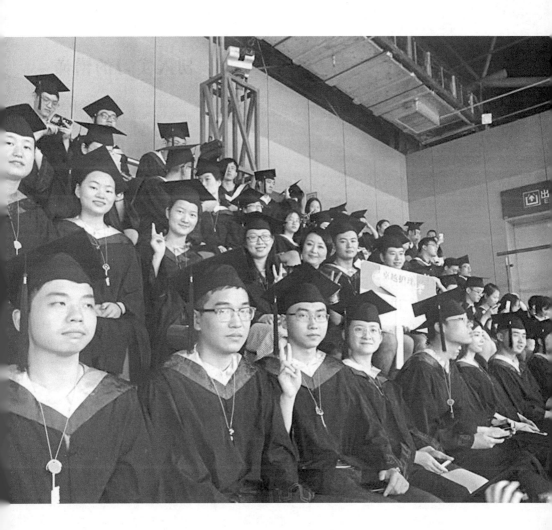

初入实习的懵懂

侯程钟

6月9号是我正式实习的第一天。其实在实习的时候感觉有点怪怪的,因为我对这个职业的印象就一直是——它是女生的专属,所以第一天实习的时候都感觉不太好意思。不过好在带教老师人很好,还有科室里的其他护士也很友好,所以第一天也没有觉得特别尴尬。考虑到我们刚开始实习,老师没有要求太多,主要就是在边上看着老师操作。说起来唯一觉得有点累的就是站了好久,也不敢随便坐,站到后来膝盖都僵硬了,从早上八点一直站到下午三点,中午连着没有休息。

总的来说实习的第一天还好吧,这么一点点儿累以后其实也都不算什么了,只是刚开始的时候不习惯而已。

纸上得来终觉浅,绝知此事要躬行

曹志伟

今天是我开始实习后的第一个周末。一个星期下来,从刚开始的什么都不懂,到现在可以帮着医生和护士做不少事情,变化还是挺大的。上课老师说得再多,都比不上临床亲自实践一遍,大概说的就是这个道理。病人病情报告的第一页也写着:纸上得来终觉浅,绝知此事要躬行。

血液科有太多的重病人,骨髓瘤、白血病、淋巴瘤,这三种疾病占了患者的绝大多数,看着含有毒性的化疗药从 PICC 管注入患者的躯体,我心里还是有点慌的,大家换化疗药物的时候,手上都会戴上一层厚厚的胶皮手套。

疲惫,是这周的一个很明显的感觉,不停地走、走、走,奔波在护士站和病房之间(大多数患者输液都是 100 mL 一袋,更换得很勤),很佩服前辈们永远都能走得那么快,我的脚后跟可是有点受不了。不过,这一切慢慢都会好起来的!

几乎每一个护士都会问我:"你是男生,怎么选这个专业?"回答也是亘古不变:"被调剂来的啊。""哦,那你打算以后干什么?"有时候我也会被问得沉默了,于是尴尬地笑笑,赶紧结束这个话题,然后心里也在想：自己以后到底干什么？

不过实习这一年得认真些，既是对别人负责，也是对自己负责。这一年很快就会过去，明年的夏天就可以顺利毕业了。

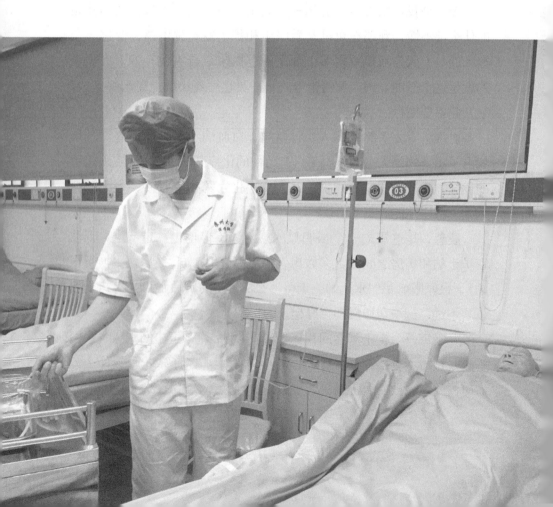

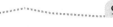

实习路漫漫

何 奇

这是我来北京的第七天。

其实开始我是拒绝来北京实习的,不是因为距离远,也不是因为医院不好,而是源于我心底的一种恐惧,一种对首都生活的恐惧。我喜欢接触新鲜事物,但从报纸、互联网等各种途径接触到有关首都"悲惨"生活的写照,我感受到一种压得人喘不过气来的氛围。人往往总是一种安于现状的动物,当你对某种生活形成依赖的时候,你就会拒绝改变,拒绝接触新的生活;当你身处一个完全陌生的环境之后就会对环境产生抗拒。真正让我下定决心的其实并不是实习的"压力",而是北京所具有的得天独厚的创业氛围,这是一种能让我改变的氛围。对于刚毕业一穷二白的大学生而言,创业无疑是一种考验,而对于我们护理专业的男生来说,创业根本就是天方夜谭。但这种氛围却像磁铁般吸引着我。来北京的那一晚我在火车上想了一夜,不知道未来还有多少困难在等着我们,我给同学发了条短信,内容大概是:咱这下也算是"北漂"了,只不过是有"后台"的北漂。他没回我,我不知道他是不是对未来的生活充满着憧憬或幻想。夜深了,明天还有更长的路要走。你好,北京。

不知不觉,实习已过去一个月。

这一个月妇产科的实习经历让我难以忘怀……或许只有经历过分娩时的痛苦才知道母亲的伟大。在产房,很多母亲经历了人生中最强烈的痛苦,她们撕心裂肺地喊着,但我除了给予她们精神上的安慰外,别无他法。可是,到了孩子呱呱坠地的那一刻,很多母亲脸上流露的是幸福的笑容,10个月的痛苦,今天终于体验到了收获的幸福……每次下手术台,我心中总有一种莫名的感动……

产房的一位老师说,只有经历过分娩时的阵痛,你才有资格说自己是位母亲……

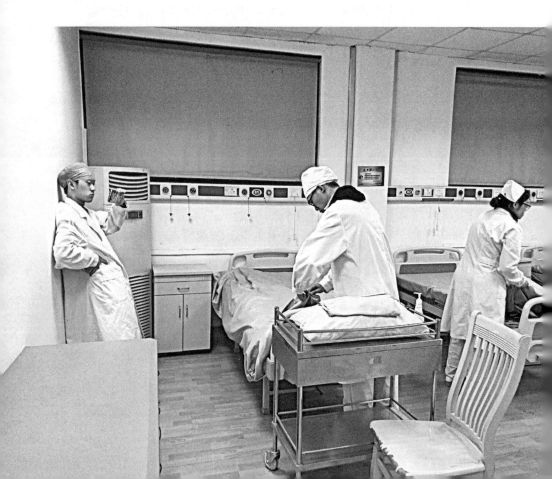

我的实习生活

季东磊

肝胆外科是我实习的第一个科室,这是我从理论走向实践的第一个地方,对我有着极其重要的意义。

实习的第一周,我其实只是在见习,一直跟在带教老师的后面看,遇到不懂的就及时问老师。在第二周的时候,老师开始放手让我去做一些我可以做的事。这一周我迎来了人生中第一次抽血、打静脉补液针、肌肉注射以及皮下注射。记得第一次给病人打针的时候,我的手就不由自主地开始抖,直到扎进去的时候手才不抖(有点小囧),不过第一次毕竟还是有惊无险地成功打进去了。到这周结束时,算算我总共打了 15 针左右,只失败了 1 次,应该还算满意了。除此之外,我做得最多的就是换补液了。我觉得自己做得最不耐烦的就是"三查七对",但是无论是哪项操作,都要严格执行,其他哪怕做得再好,如果这一步出错,那也就完全失败了!

我在肝胆外科实习了两个星期时间,感觉太短,我不可能遇见这个区所有的病例,像一些罕见的病例,那就更难得碰到了,所以我们必须更加认真地去对待,不要放过任何一次学习的机会。

在这里,我完完全全地感受到了这个科室是如何的忙碌,这与我想象的有点儿不大一样，但我感觉很充实。在这里，我也感觉到各位老师以及科护士长对我们的关爱，虽然有点累，但我感觉很开心，很值得去享受、去学习。我相信，今后实习的其他科室会更好，也更需要我去认真对待。这里也算是我从理论走向实践、从学校走向社会的一个起点。

在我刚到儿科的第一天，其实我感觉挺不习惯的——一直习惯了忙碌，突然变得稍微有点空闲起来。其实儿科忙不忙还是与季节有关的，当然现在在儿科我还是能学到不少东西的。虽然这边很多事情我都帮不上忙，只能看看，但是我从中却能学到很多与儿科有关的知识，无论我将来做不做护士，这些知识对我都是很有用的。从小儿的出生及护理，到各种儿科病，在这里都能看到不少实例，当然最多的还是咳嗽、高热。其实，儿科的药物及剂量还是挺特别的，各个年龄段适用的药物各不相同，这就要求我们必须非常细心。还有黄疸患儿以及早产儿，他们都是需要特殊照顾的，需要使用光疗箱以及保温箱为患儿的生命提供保障。对患儿的特殊照顾其实还是蛮多的，在这边又学到了与肝胆外科不一样的东西。小儿科其实能学的东西还是蛮多的，虽然病床少，但是由于儿科的特殊性，需要处理的琐事确实有很多很多，各种各样的小事需要我们护士做得尽可能面面俱到。

在这里，虽然我为新生儿做的事情并不多，但是我能看得多一些。老师们做得很潇洒，我们看着觉得很简单，但是等我们自己开始做的时候却发现，这难度貌似并不是自己想象的那样。所以，事无大小，一切都是值得我们去认真学习、去实践的。一些看起来是琐事的小事，在小儿科却是非常重要的。在这里，有时候还是挺忙的，不少小事需要我们去处理。但是，很多事情我们却帮不上忙，这也就造成了我们认为这里不忙的假象。其实老师们还是挺忙的，只是偶尔会有点空闲。这里的生活还是挺有乐趣的，一大堆小朋友，比起其他科室，这里还是充满活力与欢乐的。

我觉得，在医院学到的东西确实比在学校里多了不止一星半点。病房是我们的主战场。然而，在病房除了要掌握专科知识外，我们还有一个很重要的知识要掌握——护理程序：从病人入院到出院的一系列程序。在各个科室轮转，我们实习生做得最多的其实不是老师们手头的工作，而是与患者及其家属的沟通，与老师的沟通。在我们查房的时候，患者其实都还是挺配合的。但是，我也发现有时一不注意就可能被患者给骂了，这些情况老师都跟我们说过。当然，我们遇见的病患和家属还是通情达理的居多。至于实习体会，其实也没什么特别的，也就是提前体验到了工作的感觉，在给病人进行各项操作时很有存在感，虽然累，但也挺开心的。

其间，还发生了一件让我们意想不到的事情。有一天晚上，我们小组 5 个人一起在做护理查房。晚上 9 点多时，9 楼的电梯口传来一阵大叫："救命啊！送我去呼吸科！救救我！"我们听见了，赶紧过去把他送上了 10 楼的呼吸科。当时那边聚集了一大群人，可是没一个上前去帮忙的。原来，当时他是有护工送的，到了 8 楼，护工有事暂时离开了，正好他哮喘发作（不明白为什么他哮喘发作时还中气十足，喊得三层楼都能听见）。意想不到的是，第二天，他竟然托护工给我们送来厚厚一叠的钱（估摸着有 2000 元），还有两箱牛奶、水果（算算也能有 200 元），外加一面锦旗，可把我们给惊呆了。钱当时就去退还给他了，可他还是硬塞了几百元。下班后，护士长还是把这些钱都退回去了。在我们看来,救助病患没什么,可对患者来说,我们就成了他的救命恩人了。我的心里还是挺有成就感的。

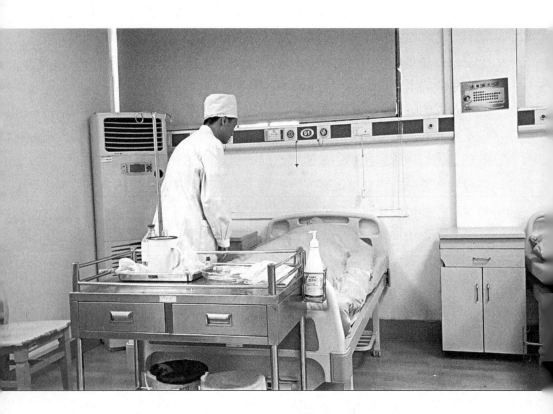

因为有男护加入,护理才更有生机

李广辉

2015年6月,是我正式从理论学习转入临床实习的时间,也是我们这些男护生初步进入医院开始临床实践的时间。除了感到高兴,终于可以学以致用,另一方面也感到不安和困惑:男护士能不能被社会接受?病人及病人家属怎么看待我们?怀着复杂的心情我们来到了医院示教室。护理部的老师热情地接待了我们,向我们介绍了医院的环境,以及实习期间必须遵守的各项规章制度。接下来的日子便是下病房,深入临床,熟悉并实践各项护理操作。心胸外科是我实习的第一个科室,在带教老师的帮助下,我很快熟练掌握了基本的护理操作,学到了很多和病人沟通的技巧,逐渐从环境、心态等方面适应了临床工作。

病人及病人家属对我们的看法大致分为两种:男护士在体力等方面优于女护士,很好;男孩子学什么不好,干嘛学护理?随着接触病人的增多,对于他们对我们的看法,我们也没什么感觉了,毕竟总归有人能接受、有人不能接受,但是最终我们还是得在医院做下去,别人的观点并不能决定我们的一切。随着实习的进行,我刻苦学习,摸索各科病人护理的特点,主动、认真、好学的我,给许多老师留下了深刻的印象。我对待病人及其家属也是尽心尽责,在病人及其家属中留下了良好的口碑。最重要的是,我在繁重的护理工作中找到了快乐,获得了成就感!

  我选择了护士这个职业,并没有对它特别的爱,但也不缺乏对它的喜欢。它的神圣,它的崇高,它的责任,使我对人生有了更多的思考。因为带教老师都是资历深的护士,所以我接触了好多危重病人。可以说每一次的护理操作都是很重要的,都需要付出百分之百的努力和认真,倘若我们的工作出现了百分之一的差错,对病人来说造成的可能就是百分之百的伤害。记得在快出科的时候,老师语重心长地对我们说:请你们记住,你们可能救不了所有的人,但你们应该尽自己的所能去拯救你所能救的人。老师的话我将一直铭记在心,如果我要在护理事业这条可能并不平坦的道路上坚定地走下去,那么我需要付出的,就不仅仅是把它当作一份职业来看待,而应该让它融进我的生活里。

  现在的我对护理的看法与当初已完全不一样,既然有这份喜欢,我相信只要不懈地努力,不断地进取,加上自己强烈的责任心,在临床实践中不断提升自己,男护士这份职业一定会被大众接受,那些对我们的偏见也一定会改变。同时我也相信,护士这一职业一定会因为男性的加入而焕发出新的光彩!

骨科实习体会

刘　柯

今天又是科室里繁忙的一天，也是我在骨科实习的第五天了。科室里有几个病人出院了，本来想着可以多一点时间休息，然而不多会儿又有几个病人住了进来。他们有的刚从手术室里出来，有的准备去做手术。

今天我的印象很深，因为有两个伤员都是因为车祸住院的，其中有一个伤得很重。他从手术台下来之后身上被插了好几根管子，而且躺在床上不能活动。住进科室之后，大家就忙着给他准备各种输液，而且他的女朋友也受伤了。看到这么多伤员，我第一次被深深地被震撼到了：珍惜生命，注意交通安全。

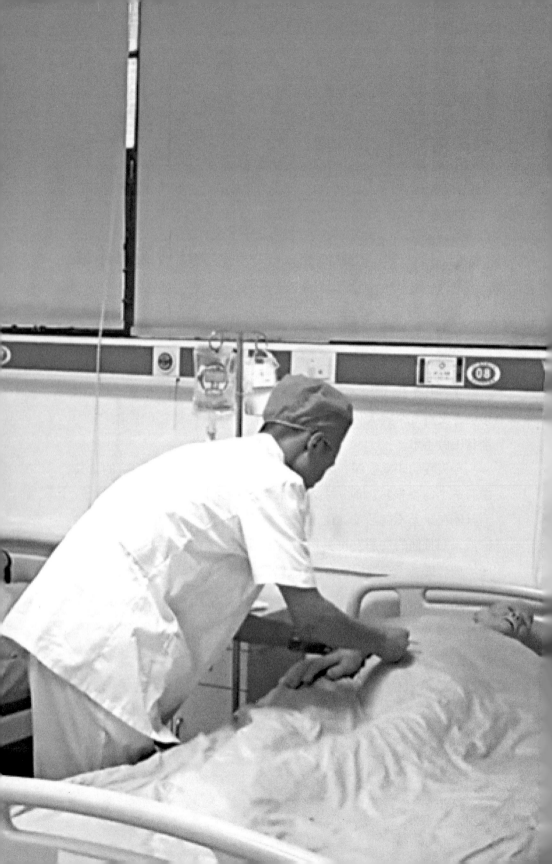

万事开头难

马国臻

熬呀熬呀，一周实习生活很快就过去了。就在这一周里，我从第一天开始很小心很拘谨，变成了什么都会做、都敢做的"老鸟"。

第一天。不停地在等待，但当知道跟自己搭档的小伙伴是个自己挺喜欢的人的时候，真的很开心啊，然后就怀着不安而又愉快的心情到了我们的科室。

昨天晚上，我已经和好几个朋友打了电话，也说不清楚到底是什么感觉，但是心里就很强烈地想找朋友聊聊天，感觉自己不光光是在抉择的时刻，即使是到了不得不面对未来的时候，也还是那么纠结。还好在天台上和朋友聊了好久，许多事情说出来就没有什么了，那些说好的或没说好的未来，准备了或没有准备的人生一下子就来了。昨天还在为期末考试而头疼不已的我，一下子来到了上班的地方，说不上是喜欢还是不喜欢。记得当初想进苏大附一院实习，男生们可是争得面红耳赤啊，好像最后也没有争出个结果，而现实却在不断地向前走着。

刚去就被人问："怎么这一次产科实习也有男生啊？"实习第一站产科，是个温馨而充满了希望的地方，因为这里是生命开始的摇篮,而我还是挺喜欢小孩子的。不过作为一个男生,还是觉得有点不方便,比如这里的妈妈要喂奶,还有每天都要做会阴护理。不过我渐渐就习惯了,想一想,自己可是要在这里待一个月的人,好多的新妈妈也就待一个星期,所以几天之后,自己对许多事情习惯了,成了"老鸟",也就轻松了。

第一次打针还不敢在病人身上进行,于是就和小伙伴互相练习,谁想到,我的小伙伴的手超级胖的,静脉根本看不见,我几乎就是靠着感觉进针。等到去给病人做操作的时候,心里还是很紧张的,护理一个病人之后,整个人都被汗湿透了。实习了两天之后,我被老师小小地表扬了一下,感觉真的很开心啊!不过我觉得老师好像把我们男生的形象设想得有点儿差了。

几天后有一个朋友给我打电话,突然在电话里和我说感觉我成熟了很多,让我不禁心生感慨,觉得自己真的很适合这样的职业。我心里在想,做一件事就要把它做好嘛,而且那些患者和家属都带着一种崇敬的心看着我,真的很自豪和责任满满啊!

我的决心

戴志峰

和新室友聊到以后工作的事,他们都是临床五年的,满脑子都是考研,因为对他们来说,没有硕士学位想进一些小医院都难。忽然觉得自己是幸运的,对于一个本科护理专业的男生来说,安安稳稳地实习毕业,找工作还是蛮好找的,这是我三年前被高考志愿调剂之后唯一一次不埋怨调剂,真是祸兮福兮啊。我毅然决定要在护理这条路上走下去,而且要走得比别人远,做得比别人好。也许这样做有些冲动,有些突然,但别样的人生也许会带来意外的惊喜!

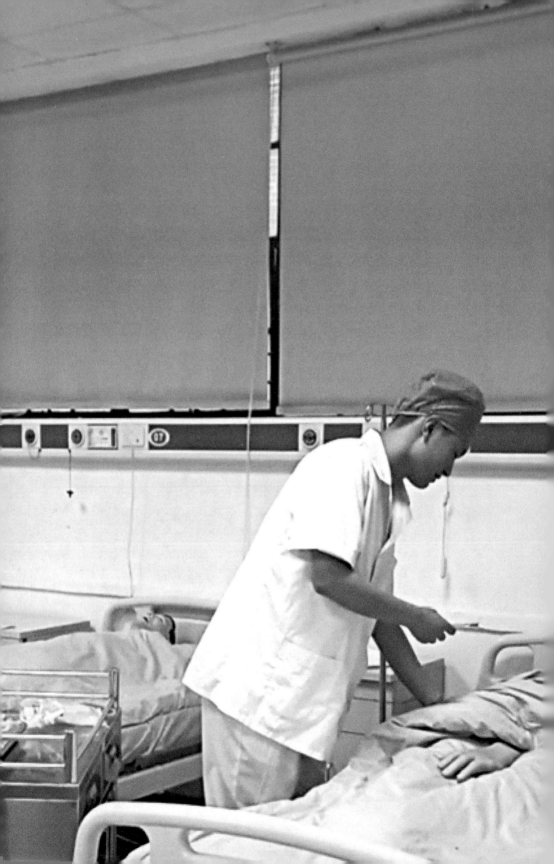

手术室实习体会

邵玉东

今天是我在手术室实习的第三天,相比于前两天的茫然,今天我已经对要做的事有一定的了解了。手术室是医院里要求相对较高的地方,对操作和无菌要求都有一定的规范与标准,因此在进行手术时一定要注意,要谨慎小心,以避免不必要的失误。早上到手术室后,第一件事就是换好衣服,然后到走廊里接病人去手术室。每天的手术都是有预定的,什么样的病人、什么样的手术时间、什么样的手术部位都是确定好的,只要按照预定好的情况进行一天的工作就可以。将病人送入手术室后,先核对病人的信息,包括姓名、住院号、手术部位和方式。病人的体位、术前补液和手术所需要的仪器等都是要在手术前准备好的。病人麻醉后,巡回护士要替手术者穿无菌衣,准备手术物品,并进行清点核对。手术过程中,要帮助手术者补充台上所需物品。随着手术的进行,要及时调整灯光,观察病人的病情变化,保证补液的通畅以及病人的术中安全。手术的时间长短不一,视病人的病情而定。手术快结束时要协助器械护士核对清点物品,并准备下一台手术。当病人的手术伤口被缝合后,一台手术就近乎完成了。术后要注意病人皮肤伤口的包扎,并做好病人的保暖。

  工作的熟练程度要靠自己慢慢积累，前几天做不好时也经常被老师训斥，只有多加练习才会得心应手。送完一个病人之后，就要准备接待下一个病人了。在核对信息、准备好物品后，就要重复刚才的工作了。手术室的任务并不重，但必须小心谨慎才能做得圆满。

  结束了一天的工作，望着手术成功的病人和整理好的器械、手术室，心中的那份自豪和感动是无法表达的。

繁忙的急诊室

佚 名

不知不觉,实习的第一个星期很快就结束了。在这过去的一个星期里,既有初次见面时的胆怯,也有第一次尝试成功的惊喜,这一切都是我这次经历的一小部分,以后的许多都还要我慢慢去发掘。

第一个实习科室是急诊科,在医院里,这是一个相对比较忙的地方,工作也比较繁重,每天都有各种各样的病人进出。第一次进入科室时,我紧张得连更衣室都没有找到,匆忙换好衣服后又跑去预诊台找老师,在做好交接班工作后第一次开始了自己的工作。急诊科的病人大多是伤情较重或者发病较急的,要随时做好他们的病情监护以及基础护理,在某些患者病情危重时还要做好抢救的准备。周围的老师工作中动作都很娴熟,操作时井然有序,整个急诊科的工作都在有条不紊地进行。第一次去床位上照看病人时,我只敢躲在老师后面看她操作,好多操作都只是在上课的时候练习过,等到真正去做的时候还是觉得非常的手足无措。第一次操作的时候难免会出错,也逃不了老师的批评,只有多次操作后才会真正地熟练。每一次操作时的成功都会给自己带来一份喜悦,同时也为自己增添了一份信心。一些知识和技能只有真正掌握了,才会有敢于去面对的自信和勇气。

　　护理工作是一个需要团结协作的工作，这一切都充分体现在了日常工作中，同事之间的协作与帮忙充分体现在了工作的每一个细节。这几天虽然短暂，学到的东西却有很多，相信在以后的日子里，我还能更多地充实自己。

教与学

栾 诚

虽说去医院实习基本上都是早出晚归,看似一天的时光很漫长,但就是这一天一天的来来回回,凝聚成了将近5个月的实习时光,真的是累并快乐着。

我依稀记得刚进入第一个科室骨科的时候,心情真的很复杂:一方面我害怕老师会让我做什么操作,而我不能胜任;另一方面,我不知道自己要花多久才能融入这个新的环境。庆幸的是,第一个带我的老师很和蔼。我实习生涯的帷幕正式拉开了。一开始,我觉得一切都很新鲜,也许是初生牛犊不怕虎吧,遇到不会的我就问,然后拿小本子记下来,我就像个小跟班一样跟着老师,看她做操作,乐此不疲。但是一直这样下去也不是办法,像挂水、吸痰、雾化等相关护理措施光看着别人操作是不行的,我心想:我得找机会练练手,再让老师指导指导,在教与学中取得进步。说干就干,遇到一个静脉比较好的病人,也不管什么害怕不害怕了,我主动提出:"老师,能让我试试么?"得到老师的允许后,我硬着头皮上了,我努力回想老师操作时的一举一动,生怕漏了什么步骤,还好一针见血,我总算松了一口气,原来这并不是很难!不得不说,我有点飘飘然了，本以为老师会夸我一次，可是事与愿违，她指出了我的很多问题，我这才意识到自己要弥补的地方还是很多的。更加让我惭愧的是，我太容易自满了，一丁点儿的进步就让我露出了易骄傲的本性，我得让自己的心沉下来，我要学的东西还有很多，任重道远。

等出了骨科来到了泌尿外科的时候，我已不再畏惧什么了，特别想学习更多的知识来充实自己。当新的老师带领我做操作时，我已经很镇定，按照要求来，一步一步地认真对待。我告诫自己：基本功要打牢，起步要稳，马虎不得。

接下来是普外科、神经内科以及呼吸科，这时的我开始有点懈怠了。每天似乎就是那些事情，我怀疑自己是否会慢慢变成一个机器，不停地重复着那些操作。但是带教老师似乎看透了我的心思。通过和她们的交谈，我发现是我把一切都想得太简单了，我要学习的知识与技能还很多，我不能把自己局限在一个很小的圈子里面。每个科室都有各种各样典型的病例，我可以通过电子病历去了解他们的病情，可以去床边和他们交流，增强临床沟通能力，并且观察他们恢复的情况，这不正是理论联系实际最好的写照么？这么好的资源，不去学习与提高真的是浪费了。

目前的我，谈不上自夸，但是相比较刚开始实习时而言，取得的进步是有目共睹的：每天奔波于各个病房，少了在学校里面的懒散；理论知识的强化虽说不全面，但是也能简单地区分并且做出解释；护理查房也从一开始的不熟悉到现在能够按流程进行，PPT小讲座也能像模像样地在很多老师面前展示……一切都有条不紊地进行着，我觉得这才是实习该有的节奏，以后就算进入社会，我想这段特殊的时光也会让我回味终生吧。

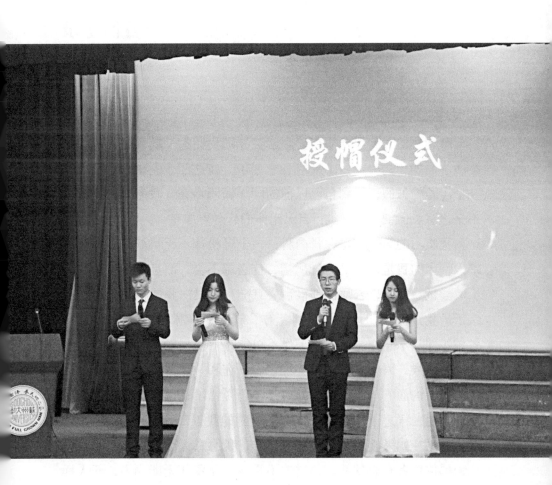

三月回忆录

潘　健

时光飞逝，关于老师在护理学院鼓励我们的一幅幅画面的记忆犹新。而如今，都实习已经快三个月了。在这三个月里，还经历了一个漫长的暑假，看到自己以前的同学潇洒自在，我的心里不时有不平之意。但细想，又觉得自己比他们活得更加充实，更加踏实。

我实习的第一站是在肾内科，一个轻松却不乏挑战的科室。刚踏入临床的我是那么的不知所措，什么都不会，而且是什么工作都不敢尝试。还好，老师们都很耐心且随和，很快我的担心便显得多余了。我开始大胆地尝试各种工作，铺床、静脉输液、标本采集，各种护理基本操作。在临床工作不可能是一帆风顺的，尤其是在刚开始的时候，因为"万事开头难"嘛。在和一位尿路感染并有抑郁症的患者沟通的时候，我因为缺乏技巧说错了话而使病人更加着急焦虑，他一气之下居然投诉了我。当时的我很气愤，心里想：至于投诉我吗？如果投诉我你的病能好转，我愿意天天被你投诉。我总认为那位患者有心理问题，错的不是我，而我却无能为力，任人摆布。第一次体验到了人在江湖走不得不低头的滋味。说实话，我那时打心底里不想再干这一行了。但护士长却找我谈了话，她告诉我患者不是至上的，相反他们是弱势群体，他们需要帮助，他们的投诉不是要贬低你、否定你，而是对你的一种鞭策、一种鼓励。虽然现在我还不能真正感受到这句话的力量，不过我愿意接受这句话，愿意并期望能明白这句话的内涵。当时不想干这一行的冲动想法也就随之抛在脑后了。

在肾内科度过了整整一个半月的实习时间，很充实，可以说比在学校充实多了；很累，身体累，心也累，但累得值，累得快乐。能看到很多患者及其家属向我打招呼，感谢我，真的很高兴。

我的第二个实习科室，就是充满哭声和笑声的儿科。带教老师真的很负责任，跟着她我会学到很多东西，关键是我也愿意学。儿科的护理难点之一，不言而喻，就是打静脉留置针了。看着老师操作感觉不是特别难，但老师让我试着做的时候，我却紧张得要命。不过，我对自己的技术还是比较有信心的。当老师给我机会的时候，我也不会推三阻四，因为这是一道必过的坎儿。哪个护士不是从我这样开始的呢？在儿科，特别能感受到小朋友们的欢乐。儿科与其说是小朋友们的天下，倒不如说是家属的天下，一个患儿往往都有两三个、三四个家属陪同，这也使得护患关系的和谐成了一个难题。幸好我在肾内科吃了一堑，在这里就能和家长搞好关系了。我们的细心、耐心、责任心是必须体现在每一位患儿身上的。只要我做到了这一点，即使有的时候因为做得不好而遭到质疑，我也问心无愧。

在第三个科室妇科实习，我的感觉就是很压抑，因为我是男的，而妇科有很多工作我不方便做。但我看到妇科的医生也有男的，实习医生也有男的，他们什么都能做，并不太受男女性别的局限，我就感到特别郁闷。我也感觉到了护士和医生的差距。但世俗的思想观念不是我一个人能改变的,我也不用想太多,做好自己能做的工作就好了。

　　实习三个月,我只想说,除了高中三年以外,这是我有生以来过得最充实、最有压力的三个月。我会坚持,不管以后如何,我会做好今天的自己。

我的 ICU 实习生涯

唐 空

刚来 ICU 实习时，每天只面对昏迷的病人，一个班 12 个小时不能与外界接触，且每一个小动作都与患者的生命息息相关，这让我感到压力很大。但当我细心看护的第一个重症患者病情好转时，一种成就感在心中油然而生。由于重症患者身上都插满了各种管子，通常给患者翻身往往需要 3 到 4 名女护士同时操作，而我通过一定的技巧再加上有力量，自己一个人就能操作，充分发挥了男护士的优势。

参加实习以来，最大的感受就是人的生命比较脆弱，每天面对生死需要具备过硬的心理素质。对患者不管是技术上的操作还是生活上的护理都是我应该做的，希望能够通过自己的努力让更多的患者脱离危险。到 ICU 实习后，我感到仅靠课本上的知识是远远不够的，为了更出色地完成工作，我还要不断地学习。

"三百六十行，行行出状元。" ICU 年轻的男护士们经过几年的"洗礼"，用他们对工作的热诚，对患者的细心，做到了"须眉不让巾帼"，为社会做出了自己的贡献。可能是传统观念使然，男护士的出现在很多人眼中是一件稀奇的事情，三年的大学生活，我在学到了很多护理知识的同时，也饱尝了旁人异样的目光。但是我相信，只要不懈地努力，我一定会成为一名优秀的男护士。我也相信，护士这一职业会因为男性的加入而焕发出新的光彩！

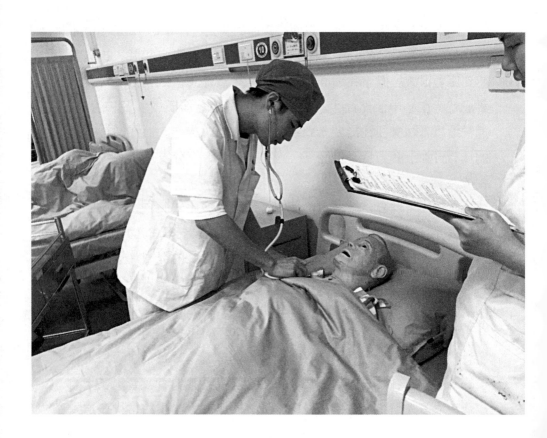

向往之心

徐远伟

当结束了三年的校园生活走上实习岗位时,我心中的忐忑不言而喻。拉着沉重的行李箱来到陌生的城市,没有亲人,没有朋友,对于没有工作经验的我来说,有的是担心、忧虑,当然还有高昂的斗志——终于可以迎接新的挑战了。我期待在临床一线真正接触患者,向他们沟通解释,给予他们安慰,我要像个成熟男人一样处事,想想都有点儿小激动。

不知不觉间已经在门诊待了几天,患者来来往往,他们有时会因为排队先后问题向我表达不满,我只能稍做解释就继续手中的工作。作为一名实习护士,我必须做好自己分内的事情,有些不必做的可以适当完成,有些则应尽量避免去做——老师教我们要学会适度地保护自己。刚进入这样的环境时,我觉得这样有点儿不近人情,但理性分析下来,确实是该那样做,我们在这样的环境中确实需要保护自己。

这些天,在门诊换药室的我经常被误认为是医生,病人总是会咨询我好多事情,我也不知道怎么回答他们,最终只是做简单回答,剩下的交给老师。在患者心中,不管是医生还是护士,都是很受他们尊敬的,我们需要做的就是给他们做好诊断与治疗工作,向他们做合理的解释,让他们不再有不必要的担心。

患者和他们的家属并没有因为我是男护士或是实习生而对我区别对待。在学校,老师们因为担心我们男生不能接受护理专业,对待我们很小心刻意,这样反而将我们区别对待了。其实这样做本身就会对我们的心理状态产生一定的负面影响,好像我们就是与女同学不同似的。

而现在这样,患者于我都一样,我于患者都一样,这样融洽的关系多么鼓舞人心啊。跟其他医学生一样,在进入临床之前我看到的大多是书上的图片,还没怎么接触到真正触目惊心的事物。而这几天,我接触到了各种类型的伤口,甚至还有很多大面积烧烫伤的创口,病人在接受清创时强忍着疼痛,但是在结束后又露出微笑表示感谢,我也为他们感到高兴,尤其在他们一天天康复的时候。我自己也很有成就感,毕竟我也参与到对伤口的处理过程中了,一点点地学会并加以运用,在这个过程中我的自信也培养出来了。但是当门诊很忙的时候,医生、护士都在紧张地忙碌,有时候我就很手足无措,不知道在这样的情况下该做什么,自己能做的事情很有限,觉得能不碍事就很不错了。我也向老师表达了这种想法,老师说:"你帮了很大的忙啊,把护理的初步东西都准备好,节省了很多时间。如果一个病人30秒的时间节省下来,50个病人就是半小时呢。"听到老师这样说,我也就安心了。

刚刚开始的日子总是最艰难的,但我觉得自己成长得很快,在不长的时间内就能融入这样的团队,希望自己可以坚持着走下去。毕竟我对这个职业已经向往很久,接下来要保持这股热情再接再厉。

刚实习时

周　飞

在我穿着白大褂踏入病房实习的第一天，我的心里还是怀着一丝畏惧，因为我对这个环境很陌生，也不知道自己要干什么。第一次和老师踏入病房，总有患者称呼我为"医生"，我只能纠正一下："对不起，我不是医生。"面对病人和家属惊诧的目光，我只能一笑置之，心里也有着说不出的滋味。久而久之，我也渐渐习惯了人们对于男护士的看法，心里想：不去在意他们的看法就是了，反正以后也不会跟那些病人和家属再来往了。

对男生来讲，做护士面临的最大问题就是面子问题。每次我回家就有亲戚问我在哪实习，在做什么工作，我自己都不好意思说。但是自己想想现在已经这样了，大学都快毕业了，既然不能改变现状，那就做好眼下的事情吧。

实习第一个月，我记得自己去的是泌尿外科。前两个星期是见习期，不能做任何操作，我就每天跟在老师后面看她操作。看到老师熟练地扎针，再想想从未打过针的我，不由得对她产生了一丝敬意，心里在想：要是我也有这个水平就好了。转眼间两个星期过去了，老师也渐渐地让我做一些操作了，从最简单的排气开始。刚开始时我也没掌握排气的窍门，要么排的皮条里全是气泡，要么多排了很多液体出来。但各项操作都是熟能生巧，经过几天的练习，我基本掌握了排气的方法。接下来老师就开始教我打针了。虽然老师说得很简单，但是真正让我做的时候我还是很害怕的，拿针的手也在不停地抖。病人见了就对我说："小伙子，没关系的，大胆地扎好了，扎不进再来第二针。"我当时听了还是有些感动的，对病人充满了感激。但是也有很不配合的病人，他们就是有点瞧不起实习生，特别一看我是男的，根本就不让我打针。

　　在和病人的相处方面，我认为人的尊重是相互的，你尊重他，反过来他也会尊重你。大多数病人只要你对他客气一点，比你年长的称呼一声他（她）"叔叔"或"阿姨"，他们反过来也会尊重你，虽然你只是个实习生，但会赢得他们更多的信任，很多护理操作也便会放心让你来做——即使你做得还不够好。

　　这几个月的医院实习生活使我深入了解了护士的日常工作，亲身体会了做护士的酸甜苦辣，也知道了做护士并没有想象中的那么容易。做护士的确很辛苦，一会儿是输液、抽血，一会儿是打针、发药……病人若有不适首先想到护士，病人若有问题找的还是护士，病人要换药还得叫护士……病房里永远都有护士们忙碌的身影。尽管在未来临床实习之前我也有所感悟，但是真正进入病房后，我的感触更深了。的确，护士的活儿很零碎，很杂乱，还可以说是很低微，但是每当看到患者的病情一天天地好转、一个个康复出院，把自己和病人的关系处理好，自己心里也会感到一丝快乐。

　　护士实习是一种复杂的体验，我们既要学会做事也要学会做人。做事，实习中我们要不断地提高自己的能力，争取多一些操作锻炼的机会;做人,在医院我们要处理好自己和同学、带教老师、护士长、医生、病人及其家属的关系。这给我们带来了很大的压力,但同时也是一个很好的锻炼机会。其中建立良好的护患关系是最重要的,它能给我们的护理工作带来方便。在实习中我深深地体会到了沟通的重要性,体会到了沟通带给我的快乐。

直到现在,病房里还不断地有家属和病人问我为什么会选择护士这个职业,刚开始我还和他们解释解释,现在都懒得跟他们说了。古话说得好:"既来之,则安之。"目前我能做的就是接受现状,好好实习。其实当你投入每天的工作当中时,你会发现时间真的过得很快,从早上上班到下午下班真的是一眨眼的工夫。

憧憧之声

周宁鹏

刚刚一科科考完书本知识,还没有来得及做些准备,我们便匆匆赶往各自的实习基地,开始了护理专业知识的实习。我被安排在苏大附一院,早上我早早地就醒了,尽管下起了一点小雨,但是我的心情还是不错的,因为从今天起,我不再只是一个在教室里听课的"安静的美男子"了。从今天起我终于要有自己的"工作"了,想想还是有点儿小激动的。

早上,我们班同学在老师的带领下领取了实习生胸卡,然后按照先前分好的组在韩老师的带领下到了自己的科室。两三句简单的交接,简洁明了,这和我们职业的工作习惯有关,也是我们职业的美丽和魅力之处。第一位带我的老师个子不高,说话声音也比较轻,所以她每次说话时我都要稍微弯下腰、侧过耳。我实习的第一个科室是普外科,平时那里也比较忙,老师也是说几句话就要去忙别的事了。有一次,我转身看了一位病人的病历,再回头,老师已经不见了,一会儿她又从另一个病房出来了。一时间,我对这样匆忙的节奏还是不太能适应,也为我自己以后的实习生活感到担忧,担心自己跟不上节奏,担心拖老师后腿。

到了临床真正实习的第一天才发现，我从书本上、课堂上所获得的对于护士这个职业的认识还是有很大局限性的。老师们比我原本所认为的更加了不起。她们懂的专业知识很多，很多操作技能让我佩服得五体投地。我对护士这个职业隐约有了点陌生感，这应该是一种本能的尊敬吧。

天使之美

  婴儿是降落在地球上的天使,他们纯真、善良,他们的眸里闪耀着对世界的渴望。
  我的第二个实习科室是儿科,我被安排在苏大附属儿童医院的血液科实习。大多数孩子在这里一住就是一个多月,相互之间的感情自然而然比较深。我是怀着期待以及担忧的心情进入这个科室的。期待的是可以和一群天真无邪的天使交流;担忧的是自己水平与实力不够,不能很好地进行护理操作。
  这里的孩子大多不知道自己得了什么病,只知道每天需要挂水、抽血。一边抽血,一边号啕大哭,妈妈和护士就会安慰他:现在只是在给你抓虫子,抓完就好了,就可以回家了。还有一次,一位护士阿姨给一个小孩做臀部肌注,小孩子特别犟,东扭西扭的,几个人也压不住他,无法顺利打针,而且这样进针后针也很容易断掉。最后,老师还是想办法给他顺利打针了……这里发生的很多事都直击我的内心深处。
  世界很美,愿他们能和我们一样慢慢欣赏!

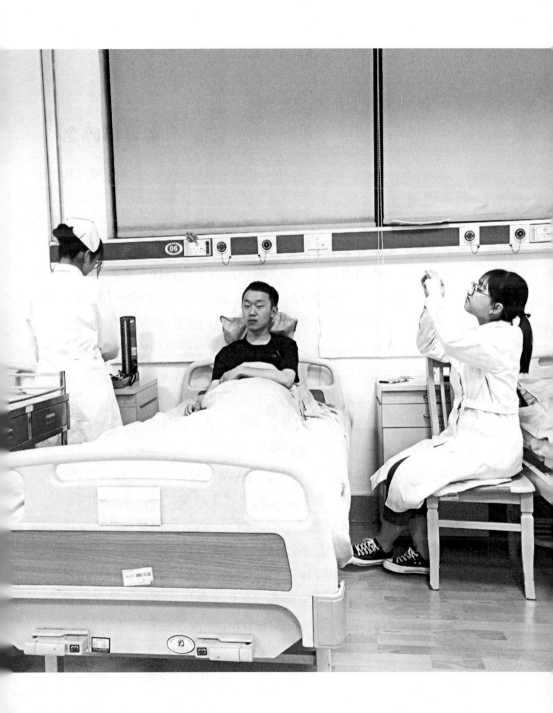

实习碎碎念

杨 民

一个多月的实习生活又过去了,所谓的想法分分秒秒变化无常。

从现在的观点来看,实习最大的作用就是把各种不成熟和躁动的想法整合重组,然后或是寻到了方向,或是迫于无奈改变了方向,总之是形成了一个相对稳定成熟的思想,然后还是选择了某种职业。

护理这个职业,客观地说,还是比较容易受委屈的职业,看开了,也都是谋生而已,所谓雄心壮志,若是连这个职业都挺不下来,还谈个毛线球球。既然干了这个,那些不切实际的"大志"估计也就烟消云散了。不过,这个职业还是有很多问题让人愁肠百结的。与其说它与我们那莫名的"优越感"有关,不如说那是不甘心的外在表现。起码我们总体上高中时比那些读卫校的学生要努力得多,但好不容易考上了大学,继续比他们上更多的课,用更多的时间和精力来学习,混到最后还是与他们走到了一起,他们有的甚至混得还比咱们强,何其不公啊!不用总拿升职称快的噱头迷惑我们,我们还在试用期时人家都已经转正了,同时期相比,到底是谁混得好,一目了然。至于早点升职称涨的那点工资我就懒得吐槽了。还有就是护士过于倾向死板的程序化,不问理由。很多一看就是很多余,细想更是累赘的东西,但是她们乐此不疲,因为她们懒得想,叫干嘛就干嘛,不想问那么多。你若试图用你那三寸不烂之舌跟她摆事实、讲道理,额,你还是省省心吧,别找不自在。搞到最后你只能在声讨中节节败退,承认必须是自己错了这个事实,虽说不知错在哪儿,因为从你不按规定执行命令的那个时刻起你就已经错了。

  再一点,就是过于程序化的生活让人莫名地烦躁,让我再次体会到了工厂流水线的感觉。起码现在来讲,我还是觉着人过一生必须坚定不断进步的决心,而护理这个职业,上升的空间太小了。不过细想起来,我既然有这种想法,估计也只能去搞学术了,因为其他大部分职业不都是一天一天地重复么?还有一点相矛盾的概念,生活,要给自己享受的时间,若是一刻不停地追求进步,那就是执念成魔了。退一步来讲,谁不想工作之余玩玩游戏、看看风景?若想毫无杂念地融入享受,那么丝毫不用思考的职业反而是最佳的选择了……

实习着,快乐着

郭 荣

转眼两个月的实习生活过去了,不知道为什么,每离开一个科室,我都会很想念在那个科室的日子。我实习的第二个月是在消化科度过的,在那里过得很开心、很充实。在消化科里,我遇到了书本上学过的一些疾病。在带教老师的指导下,我看到了每种疾病的主要症状。比如说肝硬化失代偿期的症状——蜘蛛痣、肝掌等。也学到了很多书本上讲得不全面的知识。每个星期五上午,老师总会给我们实习生上课,讲一些这个科室常见的疾病,它的病因、临床症状、实验室检查、治疗要点等。在平时,老师很注重帮我解释和讲解一些操作规范,在查房等工作中,老师发现有些症状时,会跟我们讲这些症状的成因和护理方法等。在这个月里,我独立完成了一次床前查体。因为是第一次,查完之后老师很耐心地指出了我的不足,并教会我正确的操作方法。之后我做了一次小讲座,讲的是关于"克罗恩病"的内容。我精心做了课件,在讲课的过程中,和老师还有其他一起实习的同学交流得还不错。在这两个月里,我的变化还是有的——变得细心多了,明白了我们的一时马虎很可能会毁了病人的一生。

每个科室都有自己特有的护理措施。在放疗科实习的一个月里，我学到了对放疗病人的一些基本的护理措施，以及一些放疗药物的名称和作用。那一个月过得也很充实。在急诊科度过的这个月给了我不一样的感受。急诊科是一个特殊的科室，其他专科科室有固定的疾病种类的病人，而在急诊科，谁也不知道第二天会碰到什么样的病人，这种新鲜感我很喜欢。在急诊科实习的这一个月里，我参与抢救了不少病人，在学校里学的 CPR 也用上了。但是我发现还是会有很多病人因抢救无效而死亡。急诊科就是这样一个科室，它更考验护士和医生的知识面与观察力，往往能否成功地抢救一个生命就决定于那么一瞬间。在这里，我学到了很多，也很喜欢这里的氛围。很多时候我的老师们为了抢救病人连饭都不能及时吃上。我很喜欢他们这个大家庭。

我的实习体会

俞栋梁

这个月,我被分到泌尿外科、整形美容科实习,刚看到这个名字时我很莫名其妙,因为从来没听说过这个科室,后来到了这个科室才知道,原来是两个科室放在了一个病区。

在这个科室里练扎针的机会比较多,病人年纪都不是很大,所以他们的血管条件大多还是可以的,特别是整形科,好多病人都很年轻,所以基本上每天都能练到几个。在这个科室里,我见到了真正的"高"血压。以前只是在教科书里接触到一些病,比如嗜铬细胞瘤,在这个科室的病房里我遇到了真正患有这种病的病人,原来血压高到近300mmHg是真的。

虽然不是很喜欢护士这份职业,但是每当得到病人及其家属的赞扬与肯定时,我心里还是特别高兴的,觉得这份工作还是很有意义的。

在病房里,每天都要换水、铺床。其实在宿舍里我自己都很少铺床,因为觉得一个大男人整天干这事儿没意思,我觉得病房里面的工作确实不适合我们男生,相比较之下,急诊室要适合得多。

我发现很多病人及其家属已经基本接受男护士这个职业了,并且有个病人家属还说,护士就应该这样有男有女,这使得我很欣慰。

我不明白,为什么医院领导要搞所谓的早交班,以至于每天早上交班要搞 1 个小时甚至更久,严重影响了工作效率。另外,本来跟生理盐水一样每瓶 100 毫升的碳酸氢钠却要用一支支 10~20 毫升的代替掉,以至于每次要用到碳酸氢钠的时候,要一针筒一针筒地把 100 毫升的 NS 抽掉,然后再一支支地打进去,这显然严重耽误了抢救病人的时间,并且累的是我们最底层的护士。

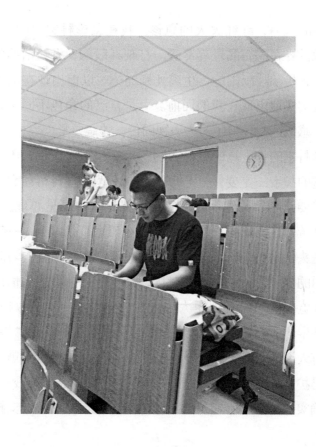

急诊实习见闻

赵春华

炽热的八月，红红火火的急诊。我在急诊科实习的一个月里，可谓是观世界百态，品世界冷暖。打架斗殴的，没钱治病的，晕倒菜地的，各种吵吵闹闹的，生离死别的……以前出现在电视里的画面，真真实实地出现在我的面前。可是自己的角色不同了，再也没有时间去感慨这些场景了——一视同仁，救命要紧。

急诊科室的护士真的好辛苦啊，一忙起来连饭都来不及吃。做急诊科室的护士一定要做好心理准备，不然哪坚持得住啊。老师们天天喊着要跳槽，虽然是句玩笑话，但是从中可见心理压力之大、工作之辛苦。在急诊科最难熬的就是夜班。真是累啊——每次上完夜班都是头晕眼花，坐在公交上都能睡着。在急诊科实习时我看到了传说中的男护士，趁不忙的时候，我打听了一下工作情况和就业前景。我觉得他们的心理压力好大啊！记得有一次，救护车过来，找医生签字，他们看到一名男护士，以为是医生，就说"签字"。突然旁边有人说那不是医生是护士，那个要签字的人转头就走。只听见那个男护士老师絮絮叨叨地说："我签了又怎么样？"我只能感慨，男护士确实挺无奈的。建议医院给男护士发点补贴，以支持他们对护理行业的奉献！在分诊台的时候，可以看出医生和护士之间地位的差距。在分诊台，随便哪个病人找不到医生都会找护士出气，而护士只能默默地承受。每个病人见到医生都是毕恭毕敬的，见到护士很多时候都是伴着脸色的。我想：护士又不是欠了病人的，你们又有什么资格骂护士呢？再说关系搞僵了对大家都不好吧。现在的人往往缺乏换位思考的理性态度，很多人都太自私自利，只想到自己，却不去考虑别人的感受。这应该就是医患矛盾产生的主要原因吧？病人一边要求得到好的服务，一边却又对医院说三道四，矛盾也就永远没法解决。

在急诊科实习的时候，我看到很多事故受伤的病人都没带钱，在现有的体制下，医护人员只有等领导签字了才能实施绿色通道。医生和护士把自己能做的都做了，病人却还在说医生和护士没人性、见死不救，这是何其悲哀啊！缺乏理解的社会，到处都是冲突。所以希望社会媒体多报道一些正面事件，让社会去理解医护人员，不要老是报道医疗纠纷去抹黑医院。

我的实习之路

周方琪

实习,是一种期待,一种对自己成长的期待,既是对自己角色开始转换的期待,更是对自己梦想的期待;学习,也有一份惶恐在,有对自己缺乏信心的不安,有对自己无法适应新环境的担忧,更有怕自己会无所适从的焦虑。

在苏大附二院,我开始了自己的实习生涯。从此,我的身份就从一个学生变成了一个实习男护士,生活环境从学校转到了医院,接触的对象也从老师、同学转变为医生、护士和病人及其家属。对于这些大转变,对于如何做一个合格的实习护士,虽然老师让我们不要太担心,可我心里还是忐忑不安的:怕不适应,怕被带教老师骂,怕自己不能很好地完成任务,怕自己不知从何入手……

现在我进入了第三个轮转科室——手术室实习了。本以为可以很快适应,但现实却泼了我一头冷水,感觉自己一到新的科室就傻了,不知该干什么,而老师也觉得我们实习了这么长时间,又是本科生,做起事来应该得心应手才是,可是我们到了手术室却还是显得很稚嫩,做事一点儿条理也没有。幸好老师知道了我的状态,帮我寻找操作锻炼机会。是老师又一次激发了我的热情,真的很感谢老师对我的关怀,我也会加倍努力,不辜负老师对我的期望!

现在对于实习,我还是又憧憬又惶恐的。憧憬是因为实习是一次理论联系实际的机会,将学了三年的理论应用于临床,实在是件非常新鲜而有意思的事情。可是一想到要在病人身上操作,要能够真正地透过症状看到疾病的本质,我不免又惶恐了起来。我也曾问过不少实习的同学,答案是众说纷纭,总之是如人饮水,冷暖自知。但有一点是很明确的,就是懂得了掌握知识的目的是要把它用于实践,用实践来验证和巩固知识。学会如何与病人、与老师、与病人家属交流是很重要的。不善于与人接触是我的一大弱点,那种胆怯与不自然会使我失去很多的学习机会,所以我觉得沟通也是一门艺术,学好了将使我受益匪浅。经过这两个多月的实习,我也有了这层体会。

总而言之,这三个月,是我适应护士职业的过程,我还有很多不足之处需要改进。在这次学习过程中,我的很多观念得到了修正。虽然觉得实习过程充满辛苦和疲惫,但是我相信自己肯定是能克服的。这只是实习之初,今后还需要不断地摸索,同时必须对自己有所要求,才会有所收获。接下来的实习是一个挑战,也是一种机遇,我一定要好好把握这个机遇。

理想和现实的冲突

范 轶

老实说,大学四年,我对这个专业一直怀着一种抵触心理,原因很简单,不外乎这份职业,至少在我国,一直被认为是女性专属的。可是现在的我如果想从事其他行业可以说没有一点儿基础,必定步履蹒跚。先在这个工作上尝试一两年,再去其他方面发展,或许也不错。

实习期有10个月,时间可以说不长不短。在实习过程中,我发现了自己在这个职业上的不足,或者说是冲突。我个人的性格是比较活泼,甚至可以说是粗犷的,很多时候,尽管我已自觉轻声细语地说话,但还是被认为不够轻柔。

我不敢想象毕业时的场景,都说毕业等于失业,放眼远望,我或将寸步难行,同宿舍的那几位哥们已经下定决心毕业后去临床做护士了,而我还在犹豫。或许,这就是理想和现实的冲突。在这残酷的现实面前,我的想法又算得了什么?剩下的,就是选择妥协了吧。

10个月,可能发生的事情太多,可能产生的变化也太多。但不管怎样,我首先要做的,就是把这10个月的实习安心做完。我从未怀疑过自己的价值，假以时日，我必将以我自己的双手创造未来，不一定是梦想的实现，但至少会是一个完整的明天！

　　在实习的第五个月，我做了一些决定。我，大概是真的决定放弃这个职业了。我并非是个容易放弃的人，只是，在实习科室看到的一些事实让我不得不所想如斯：第一，我所遇到的病人对护理人员学历的第一反应就是大专，就是卫校，根本不会有人考虑到本科。(事实上，即使是本科，又有什么区别呢？)第二，当护士的收入并非我原以为的那么多，即使是年资长的，也没太大区别。而其他工作，很多不需要文凭的，都可以达到这个收入。第三，在这个职业中，职称确实会有所变化，但至少说要3年之久，难……而职位的提升是难上加难。

　　有不少老师说，想改行要趁早，一旦干了这个工作，想改也就晚了。对此我十分认同，我也想这么做。

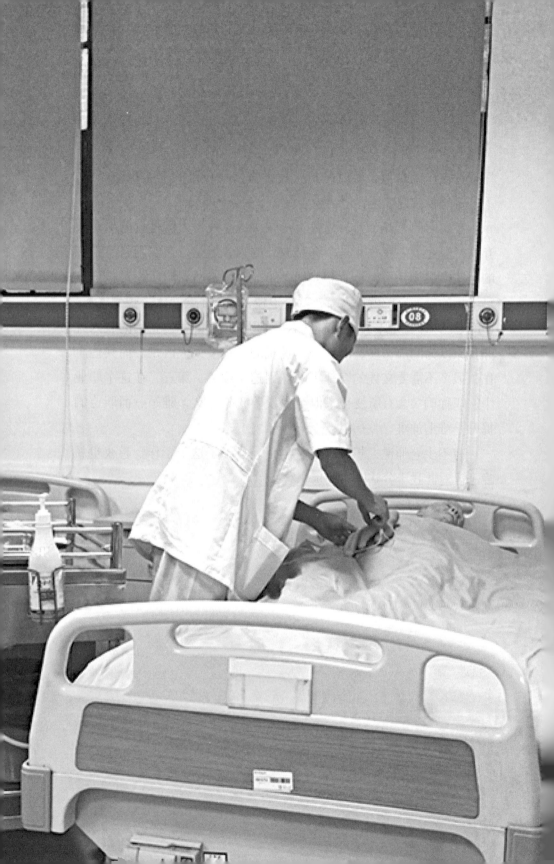

在儿童医院的实习生活

周佳树

去苏大附属儿童医院实习之前听说了家属的恐怖，孩子看病家长都宝贝得很，一点小意外就可能引来家长的粗暴行为。不过去了之后我很幸运地被分到了新生儿室，因为是无家属陪护的，所以压力不大，平日里也就是帮小孩子换换尿布喂喂奶，很烦琐，但也很温馨。小孩子可爱的天性带给了我不少欢乐。

平日里工作上班也不是很忙很累，适应得还算蛮好，不过随着实习日子的一天天增多，初期的好奇心与新鲜感正在逐渐消失，取而代之的是厌烦和懒惰，有好多天醒来后一点儿都不想去上班，不过最后还是本着负责任的态度去了。对于未来几个月如何，我也不敢承诺什么，总之还是坚持吧，踏踏实实地继续努力吧。

充实的实习生活

安海军

我感觉自己已经开始适应医院的工作生活了。

有的时候双休日在宿舍睡一天,睡得腰酸背痛,想想还真不如在医院工作呢,充实。在东十二病区,让我很开心的是,我又认识了两个同学,还有很多老师。跟他们在一起很开心,我们一起工作,一起学习,工作之余一起吃饭,一起讲讲生活中的琐事,该憧憬的憧憬,该抱怨的抱怨……我觉得,这比在宿舍里睡一天或者是玩一天的游戏要充实得多。

简单地说,我蛮喜欢这份工作的,我会认认真真做下去的。

有件事要检讨一下。有一回我没戴工作帽被老师看到了,没什么理由,是我没有很好地遵守规定,我以后会严格要求自己。

身边蛮多人建议我考研,不考别的专业就考护理。很快就要毕业了,是直接工作还是继续学习,我时时会犹豫不决。有继续学习的想法,但是信心真的不足,自己并没有多少把握。有没有过来人能在这方面给我一点建议呢?

我的未来不是梦

徐 驰

毕业了,得益于本科阶段的努力以及老师的指导,我来到了英国女王大学继续读书。

莙政的经历,应该是我在苏州大学护理学院四年学习期间课外生活里最宝贵的经历。在莙政基金的支持下,我在学术方面有了一定程度的进步。莙政,使我提前接触到了本应该在研究生阶段才能接触到的学术研究,给了我接触研究生导师的机会。撰写科研论文,结识相关领域的大咖以及其他学科的优秀同学,跟他们交流合作,其间到上海交通大学和台湾"清华大学"研修,极大地开阔了我的视野,使我找到了今后的人生方向。

莙政基金是李政道先生及其子女为纪念秦惠莙女士和她长期以来对中国教育的支持而设立的,北京大学、复旦大学、上海交通大学、兰州大学、苏州大学和台湾"清华大学"6所高校加入了该项目。客观上讲,我的母校苏州大学相较于其他5所学校尚有差距,所以莙政基金项目也是母校少有的为本科生提供的与国内顶尖大学交流的平台。因此,母校在选拔申报项目进行立项的时候,对申请人、申请人导师和申报内容等都有着非常高的要求与标准,可以说代表了母校本科生的最高水准。与我同时获得立项的40位同学，大多已经加入研究生导师的实验室或在大一时就已经开始了相关课题的学术研究。以我为例，在大一第二个学期时，我就已经跟着临床带教老师利用每周的周末和假期去医院见习了，看多了，也就有了一些想法。首先要感谢咱护理学院的周氏基金，大一那年的6月，院里面开始了周氏基金的申报。我因为已经利用了一个学期的课余时间接触临床，有了一些想法，于是就借着申报周氏基金的机会，在临床带教周美丽老师的指导下，成功申报了课题。当然，也离不开班主任王方星老师对申报书中细枝末节处的修改和李惠玲教授的鼓励。第二学年的3月，学校教务处发出了莙政基金申报的通知。其实当时我并没有动申请莙政基金的念头，觉得这么高大上的基金我一个普通学生怎么申请得上，即使申请了也是去做炮灰。但是在学工办沈军老师的鼓励下，我硬着头皮，请学院副高及以上职称的老师担任我的指导老师。我先是找到了景秀琛老师，但景老师说，莙政基金申请难度大，建议我去请李惠玲教授担任我的指导老师。于是我便找了李惠玲教授，我知道李老师作为院长很忙，但出乎意料的是李老师非常乐意担任我的指导老师。在申报莙政基金时，除了填制申报书外，还要准备面试。我清楚地记得，面试前的那几天，李老师要求我每天中午到她办公室进行面试排练。我中午12点下课，来不及吃饭，李老师就把她的饭分一大半给我，这样的情况几乎从莙政基金的申报开始一直持续到最终的结题和答辩，这个过程仿佛就是我与恩师的一段缘分。

　　莙政基金的课题，我做的主要是病人及家属满意度方向。这样的课题与医学医疗没有直接的关系，但是我觉得有时医院里的矛盾，不是因为医生不能提供专业的医疗水准,即使我们有很先进的仪器、很专业的医生护士,家属也仍然会有不满意,甚至还会大动干戈。究其原因是,大多数病人及其家属都希望能够有"温暖"的治疗。但是,又有多少病人或者家属能够很幸运地遇到能给他们温暖感觉的医生呢?而且病人也会想:你的水平高不高?够不够专业?你有没有坑我钱?你有没有对我负责?但是少有医生擅长沟通,去主动安抚病人及其家属。在我们医学院的培养内容中,也少有对学生软实力的考察。而国外的医学院会对学生的沟通水平、交际能力进行测试。

其实,一个本科生,或者说大二水平的学生,刚开始做课题时通常都是不科学、不专业、不严谨的。但我自己有个特点,我经常会厚着脸皮去问学院的老师和研究生们,他们会给我很多科学的指导甚至资源,所以到大三时,我已经基本能够知道如何执行课题、如何撰写学术论文了。但不得不说,这占用了我大量的课余时间。不过我还是很乐意花时间去做我喜欢的事。我不喜欢把时间都花在专业课上,我觉得真正优秀的学生应该是全面发展的。只要能达到学校要求的优秀成绩,考 85 分和考 90 分到底有多大的差别呢?现阶段,考试成绩大概在申请奖学金和推免时有很大的作用。虽然我从没有拿过一等奖学金,但是我从不觉得自己今后挣不到更多的金钱。我觉得,有很多能力和素质与成绩一样重要。

举个英国研究生申请的例子。英国也有像中国"211"这样类型的学校,叫罗素集团学校,一共有 24 所。这 24 所罗素集团学校在全球排名都是前 250 的。首先,我们得辩证地看,学校排名前 250,是好在学校,而不是好在生源!论入学时的学生质量,中国的学生是世界之最。所以，中国的本科毕业生，只要成绩好，申请这 24 所学校，几乎都有机会被录取。但是，这 24 所学校中有几所值得我们思考一下。牛津大学、剑桥大学和帝国理工学院，能够有资格申请这三所学校的学生，没有一个是成绩不好的，都是来自各个学校的佼佼者。那么既然都是佼佼者，为什么还是有很多被拒的呢？因为当成绩好到一定程度时，成绩在这三所学校就没有那么重要了。以我自己的亲身经历，我觉得，这个时候，学生的素养、价值观、世界观、梦想、抱负很重要，最能担当起引领人类进步的重任的学生，就是世界 top 10 学校所想要的。每当我感到惆怅和迷惘时，我都会想，我小时候的梦想现在还有吗？人越长大，是不是离最初的梦想越来越远了呢？

    在英国贝尔法斯特女王大学已经待了快半年，这所罗素集团学校很漂亮，老师们很专业，很友好，很乐于助人。在这里，有着全球最美的研究生院和顶级的图书馆，学校为学生提供了非常棒的后勤和各种服务。学校真的很棒。但是，在这里，我没有找到跟我志同道合或者能够让我认可的队友。希望有一群志同道合的队友，合作，共赢，而不是单独一个人默默地追求学术。在苏大时，我的圈子里是学校里各个学院的佼佼者，还有中国最顶尖的同学。我曾对去年一同毕业、现在在伦敦大学学院读书的校友说，自苏州一别，再也遇不到像你们一样的朋友了。这就是我想换学校的原因之一。另外还有一些因素，比如就业这样比较现实的问题。国内的研究生学时大多是三年，英国的研究生学时大多是一年，国内会要求发表高水平学术论文，而英国是不需要的，且不说学历的质量，单是从研究生自身的素质来看，不敢保证英国一年的硕士和中国"211"大学三年的硕士有相同的胜任力。我选择在英国读两年研究生，是为了弥补本科时的不足，想沉下心读一些书，积累一些学术研究，深入了解临床，并能够专注于自己的兴趣。而取得英国女王大学研究生学历的学生回到国内后的竞争力不是很大，我需要额外证明自己相对于其他毕业生的优势。现在出国留学的人很多，在国内，只要成绩好就可以有很大的机会申请到英国女王大学这样的学校。而像牛津、剑桥这样的学校，只有国内"985"和"211"大学的优秀毕业生才有资格申请。获得像牛津、剑桥这些高校的学历，无论拿回国内，还是放眼全球，都是高质量的保证和象征。这样的学校有着最顶尖的老师，最顶尖的伙伴，最顶尖的资源，在这样的学校求学何愁不会取得个人的进步！

记得在苏大时，学院的老师曾经说，什么年纪做什么事，年轻时候，多去去图书馆，体育馆，等到退休时，再好好旅游，到曾经学习过的城市。在英国女王大学这段时间内，我还没有旅游过，每天大概是学校—体育馆—图书馆—宿舍四点一线。为了申请帝国理工学院，我着实做了很多准备工作。我想，当我从帝国理工学成归来时，当我和在国内"985"高校的研究生同学站在一起时，我依然能自豪于我学习工作和生活的价值观，以及在其指导之下的护理职业兴趣、信仰和综合胜任力。

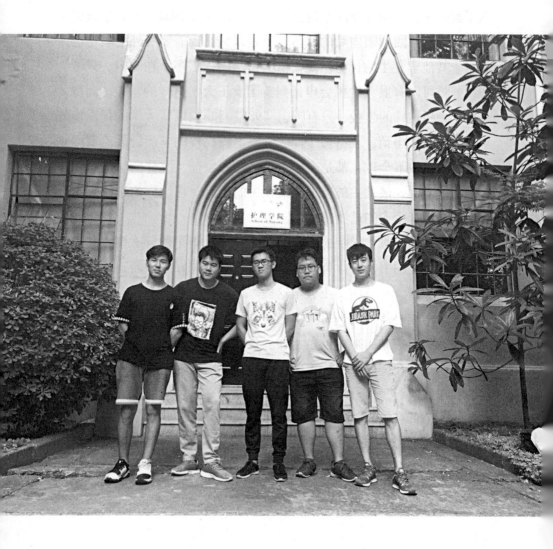